上班不焦慮！自律神經調理哲學

順天堂大學醫學系教授
小林弘幸

瑞昇文化

若符合以下情況，
就可能是自律神
經失調！

你有沒有莫名其妙的**疑難雜症**呢？

自律神經失調的症狀

- ☐ 容易疲勞
- ☐ 提不起勁
- ☐ 動不動就煩躁
- ☐ 容易緊張，壓力大
- ☐ 便祕或腹瀉
- ☐ 沒有食欲
- ☐ 肩膀痠痛
- ☐ 注意力不集中
- ☐ 惴惴不安
- ☐ 頭痛
- ☐ 思考和判斷能力變差
- ☐ 睡醒還是很累

作者序

病毒，大小只有一圓硬幣的二十萬分之一，卻大大改變了我們的生活。

隨著新冠肺炎疫情蔓延全世界，原本的日常生活變得不再平常。購物、飲食和移動都受到限制。如今，避免三密（密閉、密集、密切接觸）、戴口罩和勤洗手消毒等習慣已經成為稀鬆平常的光景。

上班族的「日常」也變了樣。居家辦公、線上會議、禁止聚餐、避免外出等從沒想過的情況持續著。此外，還有很多人去了公司卻總是擔心被傳染，或是不習慣在家上班而感到困惑。

我將新冠病毒視為「怪物」。

這隻怪物引發大規模傳染病，不僅奪走許多人的生命，還對經濟活動造成極大損害。

儘管如此，我仍然認為，只要疫苗的接種率提高並開發出特效藥，這些混亂就會漸漸平復。雖然這隻「怪物」不斷突變，但其發展過程終究與別的病毒一樣，最終不會致人於死，而是採取苟延殘喘的生存策略。

然而，這隻「怪物」連我們的心靈也一起掌控。

如今，整個世界充滿了「嫌惡」。

憎惡、避忌和噁心等嫌惡感，據說是原始人為了防止傳染病和病菌上身所產生的情緒。

人們遇見威脅生命的敵人或動物，或是眼前面臨危機會感到恐懼，但不同的是，「嫌惡」是一種更進化的情緒，目的是為了避開死亡風險很高且肉眼不可見的病毒和細菌。

這隻「怪物」讓社會大眾心中充滿嫌惡。

歧視受到感染的人，彼此互相監視；攻擊意見不合的對象、分裂、帶著偏見，做出自私自利的舉止，這些都可說是人們對「怪物」過度嫌惡所衍生的產物。

即使先不談這些，在新冠疫情中，壓力變大、失眠、老是覺得身體不舒服和心情低落的人急遽增加。

原因是，這種「嫌惡」的情緒大大打亂了自律神經的平衡。

簡單來說，自律神經負責掌管身體所有器官，尤其是血管。

即使我們不去特別留意，心臟就會自然跳動，呼吸也會反覆不停歇；胃腸會在進食後自動開始消化、吸收，天氣一熱就出汗，天氣冷時就收縮血管以調節體溫；呼吸、代謝、排汗和血液循環對我們的生命活動而言不可或缺，就是自律神經二十四小時不停歇地調控著它們。

自律神經由「交感神經」和「副交感神經」組成，這兩種神經各自發揮相反的功能，保持人體環境的恆定。

打個簡單易懂的比喻，交感神經就像汽車的油門。當交感神經加速運作，血管就會收縮，血壓會上升，連心情也會變得積極，充滿活力。

副交感神經就像汽車的煞車，它高速運作時能適度放鬆血管，讓心跳變慢，整個人的情緒也會開始放鬆，冷靜下來。

交感神經和副交感神經分別具備油門和煞車的功能，輪流交互運作，調控著人體。

然而，活在現代社會的我們，總是生活在容易打亂自律神經平衡的環境中。

自律神經失衡的原因五花八門，例如生活不規律和三餐不定時，還包括工作或人際關係帶來的壓力、日夜顛倒和睡眠不足等。憤怒和不安等情緒、天氣、氣溫和氣壓變化也會影響自律神經。

就是這些因素導致副交感神經功能低落，交感神經永遠處於優勢，兩者失去平衡。

就在這時，新冠疫情化為龐大的壓力來襲。

自律神經失衡會招致身心不適，讓人莫名覺得狀態不佳或提不起勁，感到疲憊無力的情況更是司空見慣。此外，血液循環不佳會引發頭痛、肩膀痠痛，內臟功能低落會引發便祕或腹瀉，連帶膚質跟著變差。要是把自律神經失調放著不管，將會衍生出危及性命的疾病。

自律神經失調對工作也有不小的影響，導致工作表現不佳，反覆犯下單純的失誤，作業效率低迷，還會讓職場上的人際關係發生大大小小的摩擦，最後便是心靈輕易被擊垮。

那麼，是否只要解決打亂自律神經的壓力就好了呢？

很遺憾，壓力無論如何都無法消除。

重點在於，要在自律神經紊亂時覺察它、接受它，並思考該如何改善。

換句話說，只有你自己能調節自律神經。

當自律神經紊亂，身心便會發出細微的求救訊號，大家要養成習慣仔細傾聽並接收那些訊號，然後找出擾亂自己的環境或因素，予以消除或避開。

我希望各位趁年輕時就養成上述習慣。

本書將列舉年輕職場菜鳥在一天中經常遇到的困擾，針對那些擾亂自律神經的狀況傳授我研究自律神經後所獲得的醫療知識，並且分享我平時為了保養自律神經而實踐的思維與待人接物法。

若你對工作感到無趣，對未來感到憂心，現在是個懷抱著微小疑難雜症的上班族，抑或是準備求職的大學生，我都衷心希望本書能讓各位作為參考。

小林弘幸

上班不焦慮！自律神經調理哲學

目錄

第1章 早晨這樣過，讓人積極向上

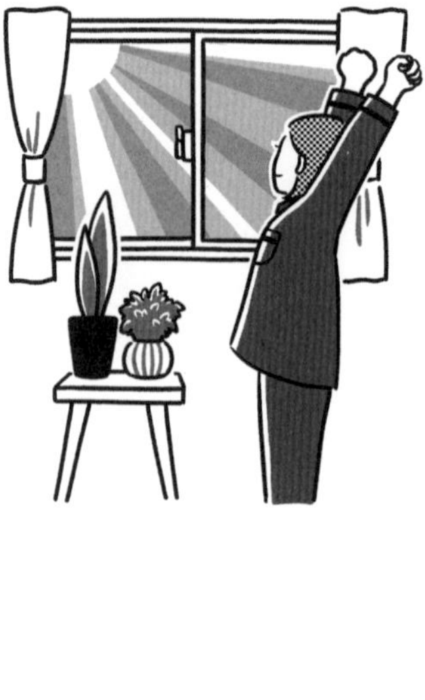

第2章

上午這樣過，心情不低落

01 我一直放空，工作沒有進展，是因為沒有吃早餐嗎？……50
▼吃早餐讓整個上午變成工作的黃金時段。

02 待辦事項一大堆，我該從哪裡開始著手才好？……54
▼巧妙面對壓力，不讓微小的壓力累積。

03 我構思的企劃還不成熟，簡報也做得不好，就算用上全力還是得不到好評。……58
▼要讚賞自己，認了「這個世界很多事都沒道理」。

04 旁人經常對我下指示或給意見，是我的能力不夠好嗎？……62
▼了解自己的「心靈容忍範圍」。

第3章 中午這樣過：不過於在意

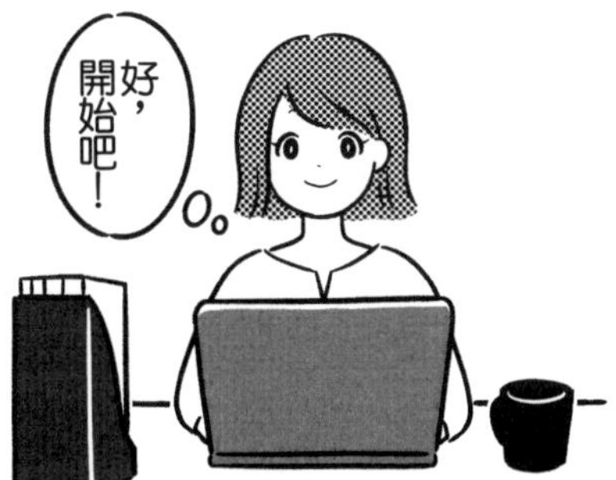

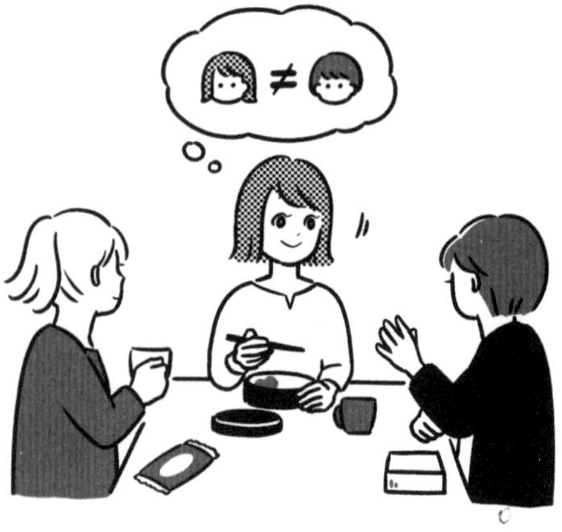

第4章

下午這樣過：先找人商量

01 到了下午，想開始工作，但頭腦卻放空，無法專心。……98
▼藉由和人溝通來提高交感神經的運作。

02 簡報不知道會不會成功，我好緊張！……102
▼只留下一絲緊張，讓精神更游刃有餘。

03 我不確定自己工作的方式對不對，但是上司看起來很忙，不方便找他商量。……106
▼總之先商量再說，不要浪費時間和精力。

04 公司讓我負責新的業務，機會難得，我心想一定要達成他們的期望。……110
▼享受壓力，讓心更有餘力。

第5章

傍晚這樣做：果斷拒絕

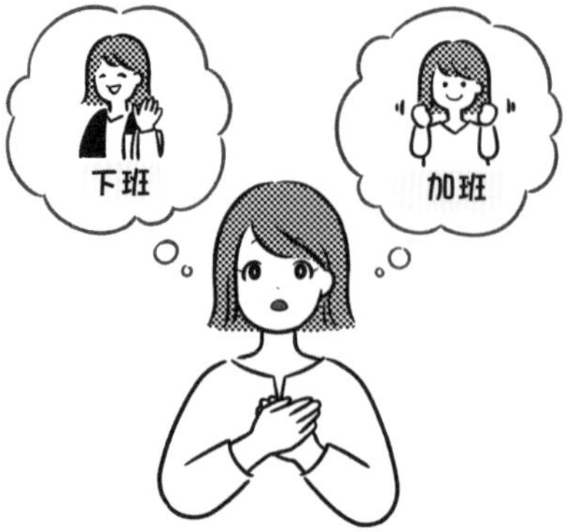

第6章 夜晚這樣過：不過度擔心

01 別人委託的工作做不完！客戶的一句投訴好傷人！……146
▼採取能切換大腦的動作和行動。

02 下班後還要做飯、洗碗和記帳……150
▼回到家的第一步是「重整一天的工作」。

03 我身體不舒服請假，給別人添了麻煩，而且工作還堆積如山，怎麼辦？……154
▼以「取代模式」而非「插入模式」過生活。

04 上司傳訊息給我，該不該馬上回覆？……158
▼小心「黑刺激」，花心思增加「白刺激」。

05 我在社群網站上看到朋友每天都過得很充實，而我什麼都沒做。……162
▼睡前不瀏覽社群網站。看到貼文時，想像拍攝者處於什麼狀態。

06 我好擔心自己的將來，再這樣下去真的沒問題嗎？……166
▼「喜歡最真實的自己」能讓一切好轉。

解決莫名其妙的不安和疲倦 夜晚這樣過，重整自律神經……170

後記

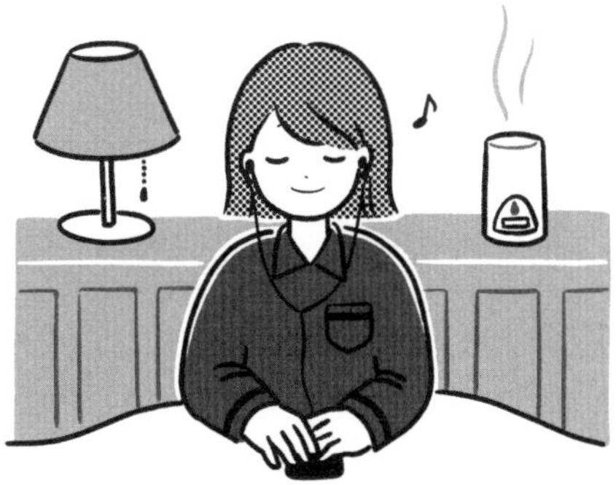

自律神經由「**交感神經**」和「**副交感神經**」組成，它們分別負責相反的職責，維持體內環境的恆定。

交感神經會因為壓力或緊張而快速活化，相較之下，副交感神經活化的速度很緩慢。人受驚時會瞬間心跳加速，但即使放下心來，脈搏也不會立刻回到平時的速度，就是因為這個緣故。

如同左上圖所示，交感神經與副交感神經其一正在活躍時，另一方的運作就會受到抑制，藉此達成平衡。**白天時交感神經活躍，入夜後則換成副交感神經活躍。**

那麼，「自律神經達成平衡」又是指什麼樣的狀態呢？

這是指**交感神經和副交感神經達成一比一平手的狀態**，兩者的活躍度都達到高水準。打個比方，就像是汽車的油門和煞車都正常運作，這種狀態是最理想的。這對身心健康而言是最佳狀態，能將身心兩方面的表現拉到最高。

本書將要介紹各種讓自律神經達成平衡的生活習慣、思維和待人接物的祕訣。

「自律神經協調」是指什麼樣的狀態？

「交感神經」與「副交感神經」的理想平衡

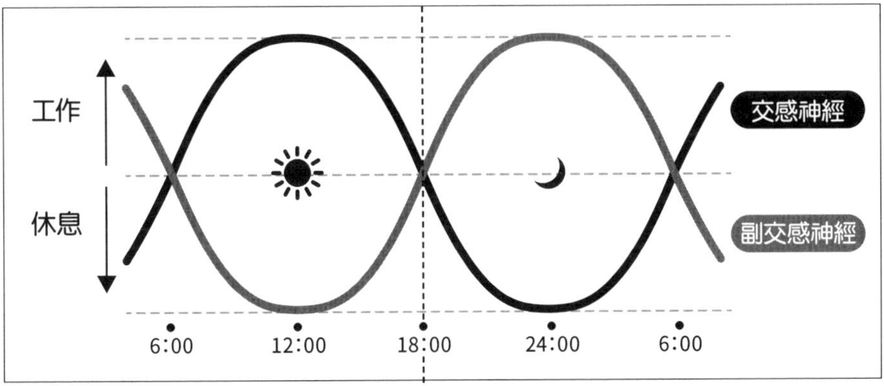

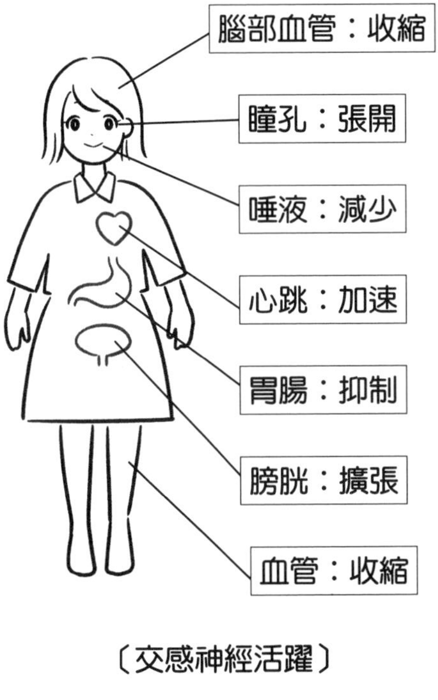

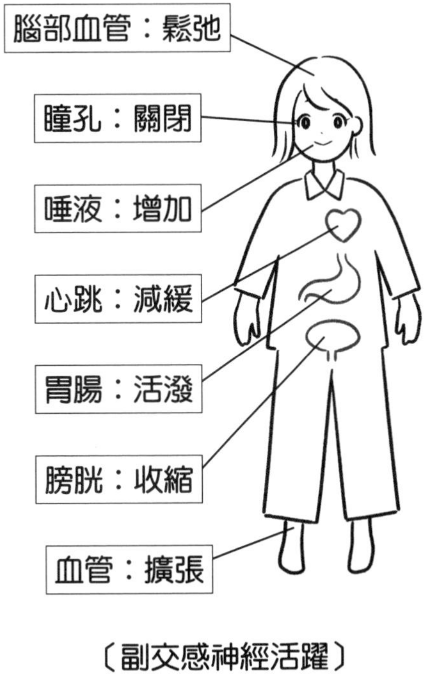

01 今天也不得不去上班，不但要工作，還要做這個做那個……

▼早上醒來時，讓頭腦和身體進入活躍模式。

最近，我每天早上醒來的時候都會忍不住在心裡想：「啊，今天又要上班了！」尤其是要開重要會議的日子，我真的很想一直躺在被窩裡，有時候還會有動起乾脆辭職算了的念頭。

即使沒有發高燒或肚子痛等症狀，但就是莫名地不想上班，這種想法大家都有。

其實，我年輕的時候也經常有不想工作的念頭，特別是週日傍晚*，可說一定會陷入憂鬱。

原來是這樣嗎?好意外喔！

＊「ON」與「OFF」的落差過大

一到週日傍晚就開始憂鬱，感到疲憊或身體不適，有人將這個症狀稱為「海螺太太症候群」。在歐美，人們則是將首個工作天星期一稱為「Blue Monday」。兩者都是源自假日和工作日的「ON」與「OFF」落差過大。

標有「＊」的註解

從醫學的角度，更詳細解說正文的內容。

登場人物

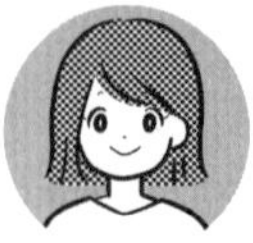

踏進職場第二年的菜鳥，隸屬企劃部門。

每天都拚命工作，經常莫名感到不安和疲憊，苦於原因未知的不適。

向小林醫師發問！

「這樣過，重整自律神經」解說頁

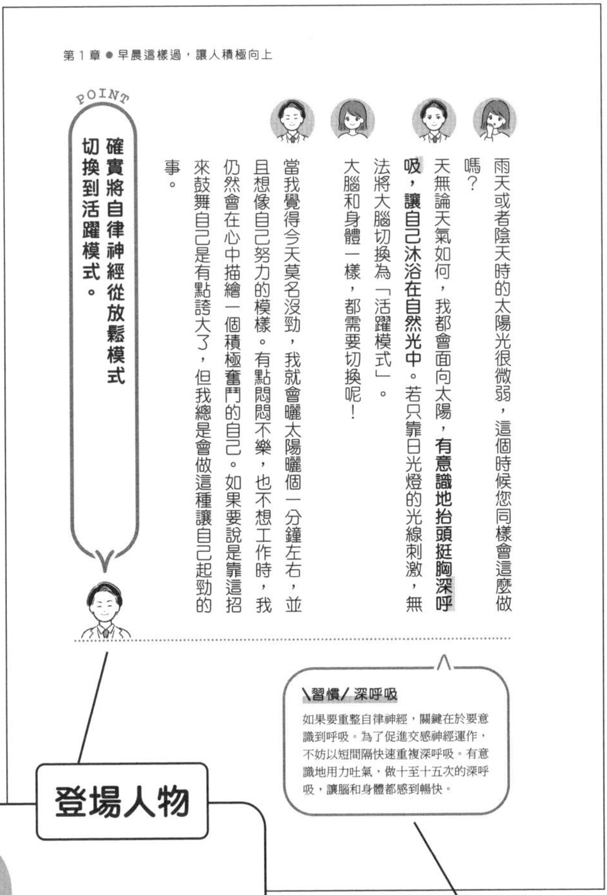
第 1 章 ● 早晨這樣過，讓人積極向上

雨天或者陰天時的太陽光很微弱，這個時候您同樣會這麼做嗎？

天無論天氣如何，我都會面向太陽，**有意識地抬頭挺胸深呼吸，讓自己沐浴在自然光中**。若只靠日光燈的光線刺激，無法將大腦切換為「活躍模式」。

大腦和身體一樣，都需要切換呢！

當我覺得今天莫名沒勁，我就會曬太陽曬個一分鐘左右，並且想像自己努力的模樣。有點悶悶不樂，也不想工作時，我仍然會在心中描繪一個積極奮鬥的自己。如果要說是靠這招來鼓舞自己是有點誇大了，但我總是會做這種讓自己起勁的事。

POINT

確實將自律神經從放鬆模式切換到活躍模式。

\習慣/ 深呼吸

如果要重整自律神經，關鍵在於要意識到呼吸。為了促進交感神經運作，不妨以短間隔快速重複深呼吸。有意識地用力吐氣，做十至十五次的深呼吸，讓腦和身體都感到暢快。

登場人物

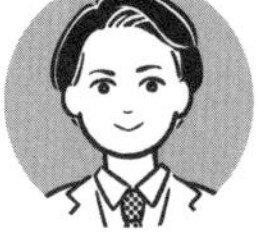

小林弘幸醫師

順天堂大學醫學系教授，是研究自律神經的首席權威，以各種形式提出讓身心更健康的建議。

標有\習慣/的註解

介紹能調節自律神經的飲食和運動方法等生活習慣。

你有沒有這種情況呢？

自律神經紊亂者的日常

各章開頭

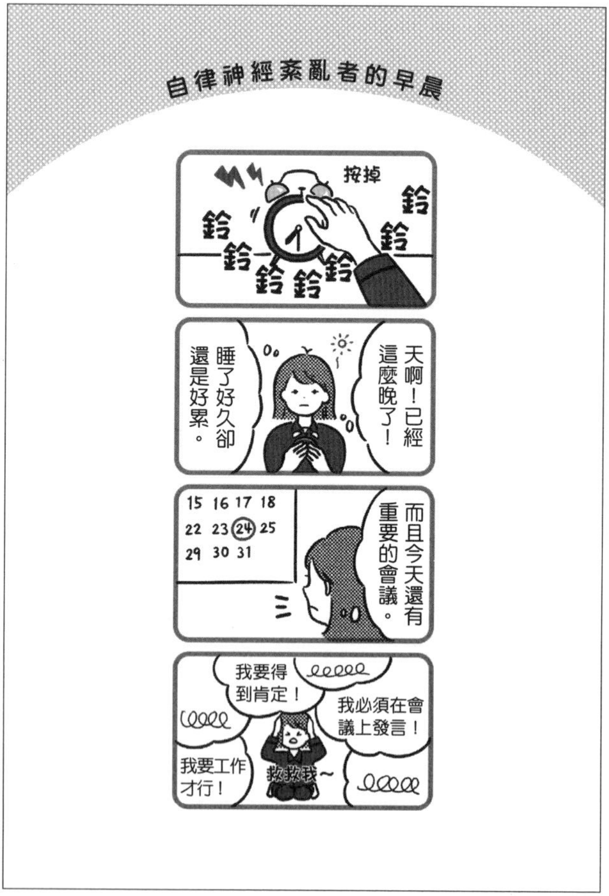
自律神經紊亂者的早晨
按掉
鈴
鈴
鈴
鈴
鈴
鈴
鈴
鈴
天啊！已經這麼晚了！
睡了好久卻還是好累。
15 16 17 18
22 23 24 25
29 30 31
而且今天還有重要的會議。
我要得到肯定！
我必須在會議上發言！
我要工作才行！
救救我～

在每一章的開頭，會以四格漫畫描述自律神經紊亂者的日常生活。若讀者看了這些四格漫畫，覺得自己也有類似情況，很可能就是自律神經失調！

解決莫名其妙的不安與疲勞

這時這樣過，調理自律神經

各章總結

解決莫名其妙的不安和疲倦

早晨這樣過，重整自律神經

沒來由地不想去上班時：

➡ **讓全身照到太陽光。**

總覺得狀態不佳時：

➡ **先喝一杯水，確認身心狀態。**

遇到下雨天，振作不起來時：

➡ **穿戴亮色衣物或配件。**

睡到快要遲到，為了沒時間而慌亂時：

➡ **將動作放慢到平常的六成。**

想到今天要做東做西，陷入混亂時：

➡ **為了減少「猶豫」，事前決定好要穿的衣服。**

明明在趕時間，電車卻誤點：

➡ **事先決定不生氣。**

怒氣收拾不了時：

➡ **抬頭看天空或天花板，拓展視野。**

46

在每一章的最後，會彙整出調節自律神經的小祕訣，當你在日常生活中碰到類似困擾時，請利用這一頁來複習解決方法。

第1章

早晨這樣過，讓人積極向上

自律神經紊亂者的早晨

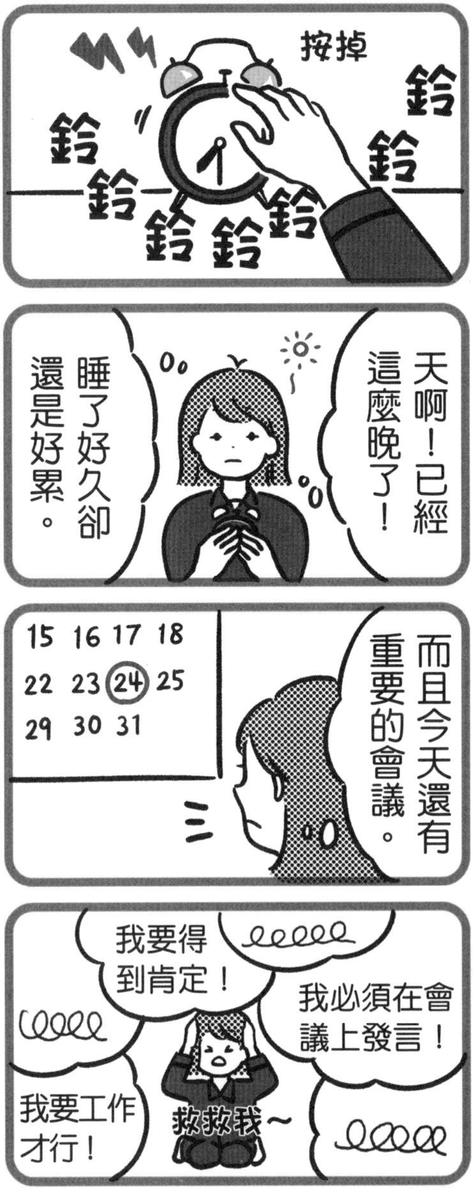
按掉
鈴
鈴
鈴
鈴
鈴
鈴
鈴
鈴
天啊！已經這麼晚了！
睡了好久卻還是好累。
15 16 17 18
22 23 24 25
29 30 31
而且今天還有重要的會議。
我要得到肯定！
我必須在會議上發言！
我要工作才行！
救救我～

01 今天也不得不去上班，不但要工作，還要做這個做那個……

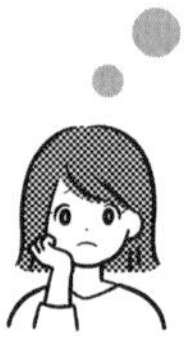

▼ **早上醒來時，讓頭腦和身體進入活躍模式。**

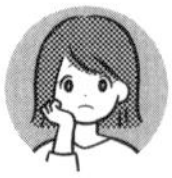

最近，我每天早上醒來的時候都會忍不住在心裡想：「啊，今天又要上班了！」尤其是要開重要會議的日子，我真的很想一直躺在被窩裡，有時候還會有動起乾脆辭職算了的念頭。

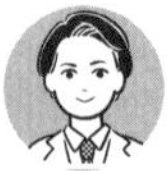

即使沒有發高燒或肚子痛等症狀，但就是莫名地不想上班，這種想法大家都有。

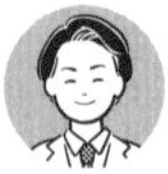

其實，我年輕的時候也經常有不想工作的念頭，特別是週日傍晚*，可說一定會陷入憂鬱。

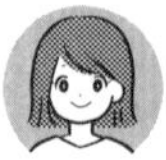

原來是這樣嗎?好意外喔！

＊「ON」與「OFF」的落差過大

一到週日傍晚就開始憂鬱，感到疲憊或身體不適，有人將這個症狀稱為「海螺太太症候群」。在歐美，人們則是將首個工作天星期一稱為「Blue Monday」。兩者都是源自假日和工作日的「ON」與「OFF」落差過大。

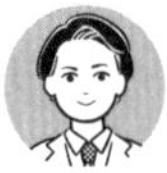

人並沒有強悍到對面任何事情都能夠積極向上地想要去努力。

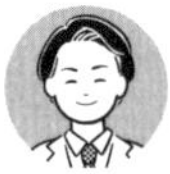

大家明明知道不得不做事，不得不上班，仍然擁有消極看待事物的一面，內心某處會想：「為什麼我非得做這個不可？好想偷懶！」這是很自然的事，請你先認知到人類就是這樣的生物。

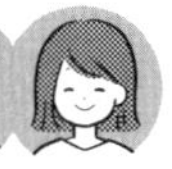

醫師，您也會不想做事嗎？

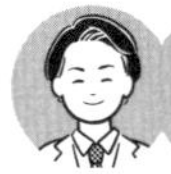

會啊！我經常覺得某些事很麻煩、很討厭。假如凡事都能正面思考該有多好，但對事物產生消極的情緒是家常便飯。

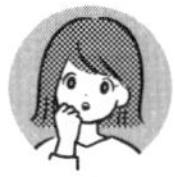

這個時候該怎麼辦才好？

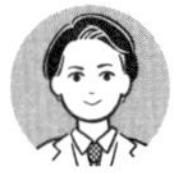

首先要接納這種情緒，不逼自己非得積極看待每項事物，**只要讓正面思考多少贏過負面思考就好。**

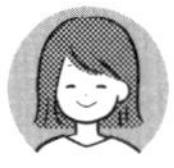

光是這樣想，心情就會輕鬆一點。

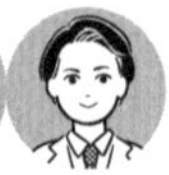

要讓自己多少變得積極一點是有訣竅的，亦即**讓自律神經順暢地切換**。

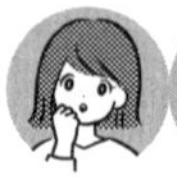

切換自律神經？這是什麼意思？

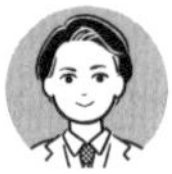

早上起床時，身體還處於放鬆模式，副交感神經占優勢。在這個時間點，正是交感神經開始運作，切換成活躍模式的時候。抓緊時機，在這時確實「換檔」十分重要。

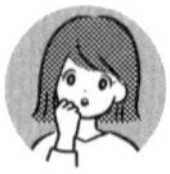

原來如此。那有什麼方法能夠巧妙地讓自律神經「換檔」嗎？

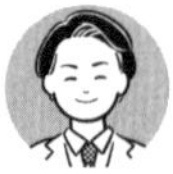

有的。我在早上起床之後，會立刻拉開窗簾，**讓自己的全身照到陽光**。這樣一來，連心裡也會自然而然產生積極的情緒。

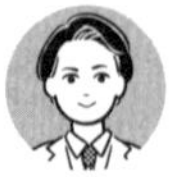

確實將交感神經切換到活躍模式，就會莫名地產生幹勁，想要試著努力一下。

\習慣/ 太陽光

當太陽光經過眼睛傳送到腦部，就會刺激人體內建的生理時鐘。生理時鐘會調節體溫、血壓、睡眠韻律與激素的分泌。尤其是照到太陽光時，名叫「血清素」的神經傳導物質會大量分泌，它具有刺激交感神經的作用，能活化身體和腦。在它分泌過了十四至十六小時後，會輪到促進睡眠的「褪黑激素」分泌，讓人順利入睡。

雨天或者陰天時的太陽光很微弱，這個時候您同樣會這麼做嗎？

天無論天氣如何，我都會面向太陽，**有意識地抬頭挺胸深呼吸，讓自己沐浴在自然光中**。若只靠日光燈的光線刺激，無法將大腦切換為「活躍模式」。

大腦和身體一樣，都需要切換呢！

當我覺得今天莫名沒勁，我就會曬太陽曬個一分鐘左右，並且想像自己努力的模樣。有點悶悶不樂，也不想工作時，我仍然會在心中描繪一個積極奮鬥的自己。如果要說是靠這招來鼓舞自己是有點誇大了，但我總是會做這種讓自己起勁的事。

POINT

確實將自律神經從放鬆模式切換到活躍模式。

\習慣/ 深呼吸

如果要重整自律神經，關鍵在於要意識到呼吸。為了促進交感神經運作，不妨以短間隔快速重複深呼吸。有意識地用力吐氣，做十至十五次的深呼吸，讓腦和身體都感到暢快。

02

睡覺也無法消除疲勞，一大早就覺得全身好沉重。

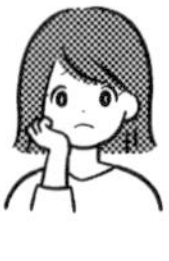

▼ **不要著急，慢慢改善。**

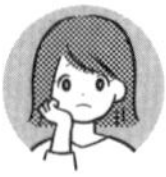

我早上起床後覺得身體懶洋洋，不知道是不是沒睡好，就算睡覺也無法消除疲勞。一想到要這樣去上班，一大早就非常心累。

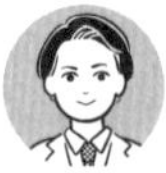

每天醒來精神都很好，昨天的疲憊一掃而空，打從一大早就做好萬全準備，這樣的人真的很少。

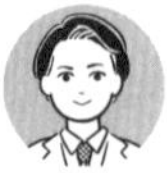

無論是誰，在早上起床離開被窩時，多少都會覺得自己狀況不佳，或是仍然感到疲勞。

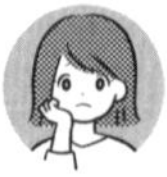

這樣嗎？接下來新的一天就要開始，卻總覺得今天也不會順利。

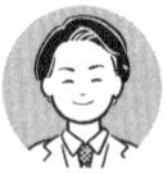

首先，**假如你有些莫名的不適感，那說不定是身心正在發出警訊喔！**

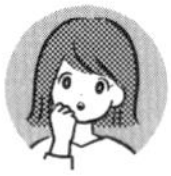

身心正在發出警訊嗎？那種不適感不知從何而來，要怎麼樣才能接收到那些警訊呢？

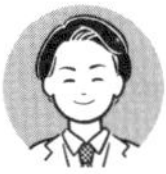

我建議你早上起床後，不妨先**喝一杯水**，同時逐一確認身心的狀況。身心會在早晨告知它們的狀況，假如你感到不舒服，就對那些提醒自己的警訊心存感謝。你將會切身感受到自己正活著。

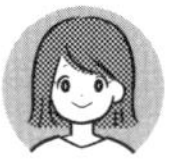

這樣就好像在和自己的身心對話呢！

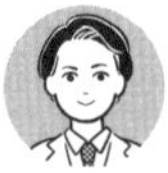

沒錯，好好**傾聽身體的心聲很重要**。起床後覺得清醒嗎？胃會不會脹脹的？有食慾嗎？要如此自問自答。除此之外，還可以照鏡子看看臉部是否浮腫，並觀察排尿順不順暢以及尿液的顏色如何。早晨是個確認身體狀況的大好機會。

＼習慣／ 喝水

早上起床後立刻喝一杯水不僅能補給睡眠時流失的水分，還能促進胃腸蠕動，使副交感神經高亢，心情平穩下來。

＼習慣／ 早晨確認清單

- ☑ 意識是否清醒？
- ☑ 會不會胃脹？
- ☑ 有食慾嗎？
- ☑ 臉部是否水腫？
- ☑ 尿液顏色正常嗎？
- ☑ 疲勞感是否退去了呢？

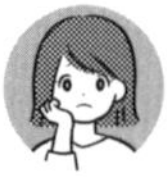

可是……老實說，早上本來就很忙碌了，我總覺得沒時間像那樣逐一確認身心的狀況。

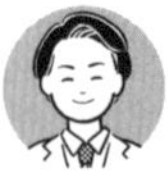

只要短短幾分鐘就夠了。以我自己為例，包括量體重在內，還花不到五分鐘。**好好面對身體當下的狀態**，就不會被不適感牽著走，能夠成功切換開關，度過由自己主導的一天。只要五分鐘，就能改變一整天。

「由自己主導的一天」聽起來很帥氣呢！

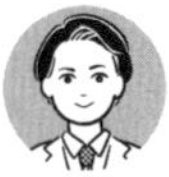

面對身體當下的狀態，就能察覺自己哪裡和平常不同，例如沒有食慾或臉部浮腫等等。光是讓那種不知從何而來的不適感更明確，大多能重整自律神經，避免一整天陷入負面循環。

假如沒有食慾或臉部浮腫，我就會覺得必須改善，但光是察覺就能調節自律神經嗎？

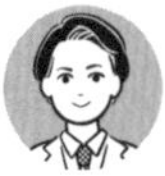

身體不適的主要因素各式各樣，例如作息不規律、壓力過

\習慣/ 量體重

若要管理好身體狀況，每天早上在相同時間站上體重計量體重是很重要的習慣。體重的增減最大要控制在正負兩公斤內，若增加或減少太多，就要調整飲食。若要培養不容易發胖的體質，體重計也能派上用場。

POINT

花五分鐘確認自己的身體狀況。

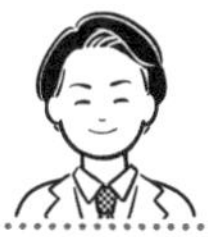

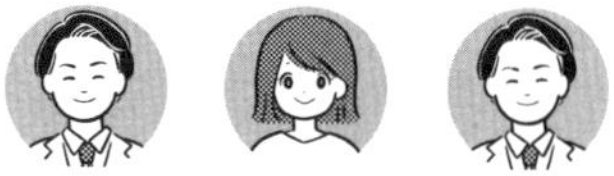

大、運動不足、睡眠不足或偏食等。要在早上有限的時間內改善這些是很困難的事，因此首先要面對自己的身體狀況，先避免落入負面循環再說。

雖算不上改善，但只要利用早晨時間了解自己的身體哪裡不舒服，就能有意識地面對它，如留意當天的飲食。

的確，若我發現當天沒有食慾或消化不良，似乎就能在飲食上花點心思，如少吃炸物，盡量選擇清爽的食物。

要是一大早就進入消極模式，新的一天就會在自律神經失去平衡的情況下開始，一整天都感到緊繃和亢奮。所以，我們必須確認自己的身體狀況並切換模式，好讓新的一天由自己主導。

03

天氣爛透了，我提不起勁，可是大家都在努力，我也得加油才行！

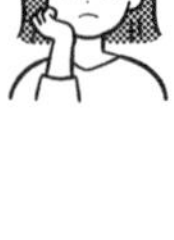

了解天氣與自律神經的關係，尋找預防方法。

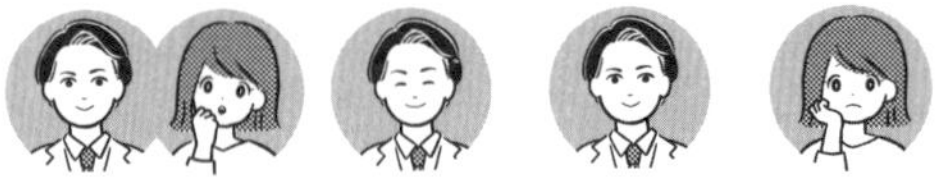

下雨天讓我莫名沒有幹勁，可是去到公司卻發現有堆積如山的事情不得不做。

天氣不好的時候身體會懶洋洋的，這種情況我也經常會發生。

不過，只要了解**自律神經和天氣有密切的關係**，就能擺脫提不起勁的模式喔！

原來自律神經和天氣有關嗎？

在身體不舒服的時候發現有低氣壓接近，這種經驗你遇過嗎？

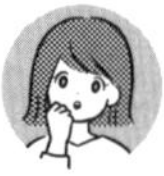
這麼說來，每當有颱風接近，或是要下起雷陣雨之前，我會開始頭痛。

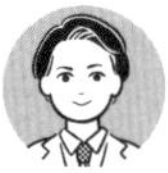
當氣壓偏低的時候，為了保持平衡，人體的水分會跑向外側，於是血管就會擴張，進而壓迫到頭部神經，所以有些人會偏頭痛*。

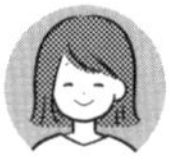
我現在才知道天氣和身體狀況也有關係！

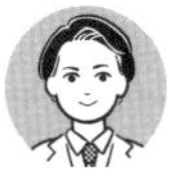
在自律神經中，**功能相當於油門的交感神經會在高氣壓時活躍，在氣壓偏低時變得遲滯**。氣壓的變化，對自律神經的影響就是這麼大。

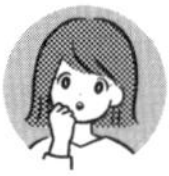
您是說，雨天時氣壓偏低，導致交感神經的運作遲滯，掌控放鬆模式的副交感神經處於優勢，所以才會沒來由地提不起勁嗎？

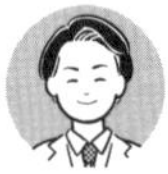
就是這樣。雨天的時候氣壓低，血管會鬆弛，使得血壓比平常低，心情往往跟著低落。除了氣壓以外，還有研究資料顯

＊偏頭痛的起因和因應方法

當氣壓或氣溫急遽變化，或是擺脫壓力造成的緊繃感時，太陽穴四周或腦部血管會擴張，壓迫到旁邊的神經而引起疼痛。特徵是頭部單側或兩側產生像脈搏抽動般的疼痛。據說偏頭痛和某種女性激素有關，好發於女性身上。發作時，躺在微暗的房間裡靜養並冰敷太陽穴，盡可能不要受到刺激相當重要。

示像是**氣溫提升會導致副交感神經活躍，氣溫變低時則是交感神經會變得活躍**。

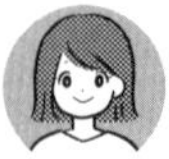

我一直以為提不起勁是因為自己意志薄弱，現在知道是天氣因素就覺得輕鬆些了。

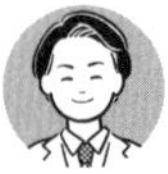

此外，野生動物在下雨天會進入休息模式，躲在樹下或洞穴裡好好休息。在雨天提不起精神，或許是動物的本能也說不定。

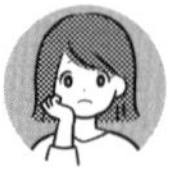

原來如此。但是，即使下雨或天氣炎熱，我們還是得去公司上班，不能不工作。

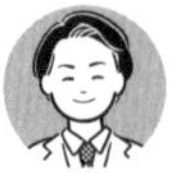

認知到自律神經和天氣有密切關係是第一步。從人體結構這方面來看，光是知道身體狀況會受到天氣大大影響，就能**視天氣來因應**。

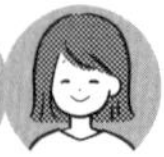

原來有方法可以因應啊！

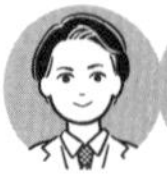

第一個方法是身穿亮色的服飾。在雨天，我總是選擇穿戴亮色的領帶。

＼習慣／ 視天氣來因應

氣象預報網站所提供的「全國氣象病預報」很方便好用，根據未來的氣壓變化，將氣象病的發生機率分為「安心」、「稍留意」、「要提防」與「警戒」這四個等級。

顏色也會為自律神經帶來很大的影響。**亮色會讓交感神經處於優勢，提起幹勁，相反地，暗色會讓副交感神經處於優勢，具有安定心神的效果。**

天氣、氣溫和顏色……有好多因素都會影響自律神經呢！

若在副交感神經處於優勢的情況下開啟新的一天，一整天都會感到低落，無法專心工作。為了避免這種情況，假如一早出門發現天氣不佳，就要刻意讓交感神經取得優勢，藉此開啟幹勁的開關。

可是，我不敢穿太鮮豔的衣服去上班……

要是全身都穿著亮色衣物，恐怕會導致交感神經過度運作。我建議大家攜帶亮色手帕，或是穿戴飾品等小東西。

POINT

在下雨天穿戴亮色物品。

\習慣/ 調整衣飾的顏色

心情焦躁時，看看窗外的樹木或天空就能安定心神。一般來說，綠色和藍色會對副交感神經產生作用，讓心靜下來。另一方面，紅色和粉紅色會讓心情昂揚。當煩躁或憂鬱持續時，請重新檢視一下自己的用品或服飾顏色。

04

一想到今天八成也會挨罵，就覺得好不安。

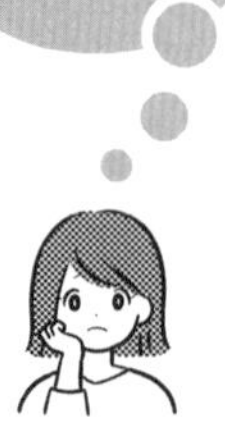

以平時六成的速度慢慢來，藉此消除猶豫。

我每天早上都睡到快要來不及，起床後手忙腳亂，而且腦袋還會想著「啊，今天上班要做這個和那個」，結果更慌亂了。

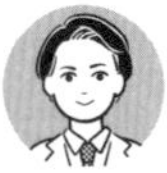

明明只要早點起床就好，但就是辦不到，每天重蹈覆轍。結果就是一整天都不順，心情也好不起來，無法游刃有餘。

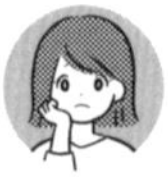

沒錯，每天都在惡性循環。

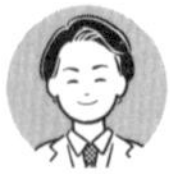

起床之後連忙準備而慌了手腳，這可以當作是自己的一種「魅力」，因為你有「必須設法做些什麼」的責任感，所以才會慌張。越是慌張，就表示你面對工作越有責任感，要不

要將此視為自己的魅力，並接納它呢？我只會責備每天早上手忙腳亂的自己，從來沒想過這是一種魅力。

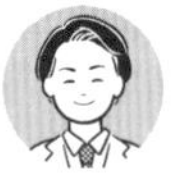

光是責怪自己也於事無補。首先，要將每一件事都視為自己的魅力，以冷靜沉著的心去思考如何因應才重要。

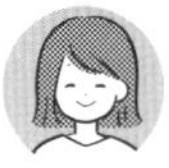

原來如此，責怪自己只會更加失去冷靜而已。我會先試著將這件事視為自己的魅力。

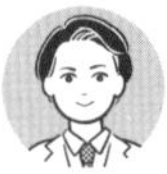

那麼，我們來想想因應的方法吧！起床之後立刻亂了手腳，確實會使交感神經一口氣飆高，導致自律神經紊亂。**交感神經會在面臨緊急狀況時瞬間活化，進入「戰鬥模式」**＊。起床之後立刻陷入忙亂，交感神經將會開始高速運轉。

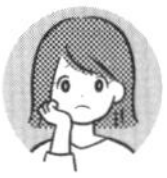

一起床就進入戰鬥模式的話，感覺光是一個早上就會消耗掉不少體力。

＊戰鬥模式

發生危及生命的緊急狀況時，腎上腺髓質（adrenal medulla）會受到交感神經的刺激，開始分泌腎上腺素，進入「戰或逃」（fight or flight）的備戰狀態。腎上腺素被稱為「憤怒激素」，當它分泌量增加，人將會無法做出冷靜的判斷。

假如每天早上都很慌忙，使自律神經紊亂常態化，血液循環將會變差*，流經腦部的血液量減少，進而導致判斷力、專注力和思考能力下降。

光是手忙腳亂，就會對人體造成那麼大的影響啊？

如果要調節自律神經，就必須像踩汽車的油門一樣，使交感神經緩慢活躍起來。為此，**放慢動作是很重要的**，慢慢洗臉，**細嚼慢嚥**，刷牙也慢慢來。**請注意將動作放慢到平常的六成。**

那樣拖拖拉拉，上班會遲到的……

放慢動作和拖拖拉拉完全是兩回事。當自律神經達到平衡時，人絲毫不會有多餘的動作，所以其實比心浮氣躁的人快多了。

慢慢來反而比較快，真有意思！

此外，**「猶豫」也是個使自律神經紊亂的因素**，尤其挑選服

＊血液循環變差

交感神經過度高亢時，血管會收縮而導致血流遲滯，血液也變得黏稠，無法攜帶氧氣和養分到身體各個角落，對腦部和內臟造成傷害。如此一來，免疫力會下降，招致各種疾病。

\習慣/ 細嚼慢嚥

如果可以，早餐要花時間好好吃，並且細嚼慢嚥。如此將會分泌許多幫助消化的唾液，咀嚼的節奏感也有助於提高副交感神經。

POINT

在玄關前做個小冥想，藉此重整心靈。

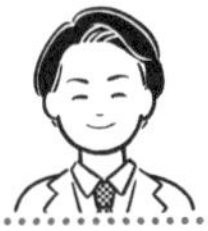

裝更會形成壓力，使交感神經過度高亢。我從幾年前就決定固定穿白襯衫和黑色西裝，減少猶豫的次數後，壓力也跟著減輕。又或者是，至少提前在前一晚查看氣象預報，事先準備要穿的衣服，這也是個**能讓自律神經變成助力的方法**。小心不要打亂自律神經很重要呢！

最後，我還建議大家**花一至兩分鐘，在玄關前做個小小的冥想**。關鍵是要想像體內的細胞攜帶氧氣到各處，同時做長長的深呼吸。**一邊有意識地呼吸，一邊按照順序冥想今天的工作流程，並且確認是否有東西忘了帶**。

這樣做能夠詳細描繪一天的大概，既能療癒身心，還能讓正面積極的情緒引領自己。只要進入這個狀態，即使想到今天要做東做西，不安的情緒也不會再擴大。

\習慣/ 減少猶豫的方法

- ☑ 事先決定好早餐要吃什麼。
- ☑ 前一晚事先查看氣象預報，準備要穿的衣物。
- ☑ 化妝品或洗臉用品等早上要用的東西要放在固定的位置。
- ☑ 決定起床後到出門前的步驟。
- ☑ 最晚要在前一天準備好要帶的東西。
- ☑ 最晚在前一天晚上決定好要配戴的飾品。

05 有人很沒規矩，居然插隊！

一瞬間的憤怒情緒，會導致自律神經紊亂三至四小時。

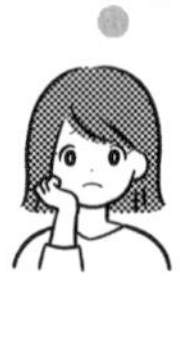

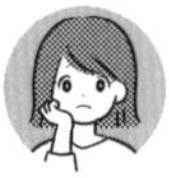

我在月台上等電車，列車好不容易進站，這時突然有人插隊，讓我好火大！

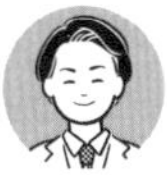

一大早有很多瑣事會引發怒氣，搭電車通勤就是其一。

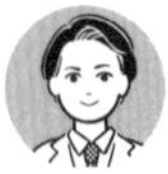

在電車擠滿人或誤點時感到煩躁，要是還被踩到腳，甚至被撞到自己的人嘖了一聲，無論是誰都會心煩意亂。

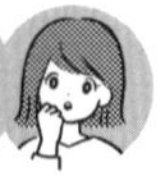

醫師，您也會感到煩躁嗎？

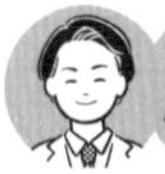

我屬於急躁的個性，這一點自己和別人都認同。三十多歲時，我經常因為別人犯下失誤而怒罵。在店裡用餐時，會因

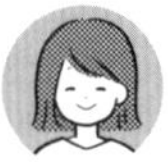

為店員送錯餐而不爽，在結帳時等太久而發脾氣。

咦？真令人意外！

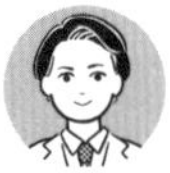

憤怒情緒是自律神經的大敵。儘管湧上的憤怒只有一瞬間，自律神經卻會因此而紊亂三至四小時，心跳加速，血壓升高，血管收縮，變得黏稠的血液對全身的器官都有不良影響。

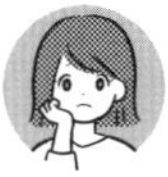

只是生氣一下子而已，憤怒的狀態竟然會持續三、四個小時，連血液都變得黏稠……

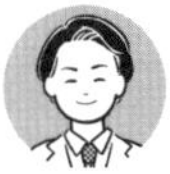

在我研究自律神經的過程中，發現生氣*真的沒半點好處，所以就培養了不生氣的習慣。

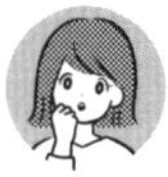

控制怒氣這種事有辦法做到嗎？

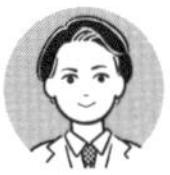

雖然怒氣無法消除，但倒是能夠控制，不讓小怒氣演變成大憤怒。

＊憤怒情緒所帶來的風險

生氣時，消化道的蠕動會變差，擾亂腸道環境，還會大量產生讓身體氧化、老化的「活性氧」。免疫力會下降，不僅容易感冒或得到流感，罹患癌症的機率也變高。

要在怒氣還小時即時因應對吧！

對。為此，大家不妨事先掌握五個容易生氣的時機，亦即**沒自信時、身體不適時、環境惡劣時、缺乏餘裕時，以及發生意外狀況時**。

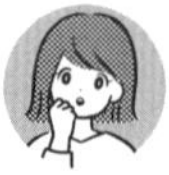

被人插隊而生氣的我，當時或許是缺乏餘裕吧！產生小小怒氣之後，要怎麼做才不會發展成大怒氣呢？

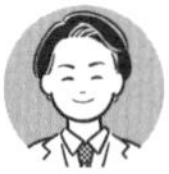

當我在電車車廂內遇到不愉快的事，換句話說就是有點生氣時，就會乾脆下車改搭下一班，或是走到其他車廂。**由於別人的行為無法改變，所以只能自己採取行動**。我總是預留三十分鐘的時間，以便能這樣做。

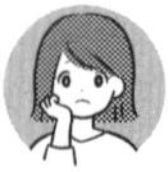

原來如此。但是，要在忙亂的早晨預留三十分鐘的時間，難度實在很高。

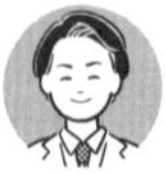

首先，**光是決定不要放大怒氣，憤怒的情緒就會縮小兩成**。

此外，為了不要放大怒氣，**在小怒氣產生時默不作聲**也很有效。

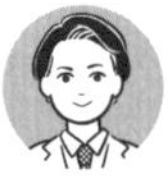
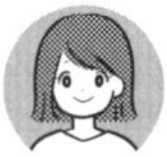
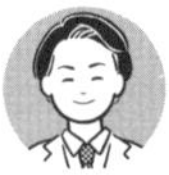

雖然經常有人說怒氣要發洩出來比較好，但憤怒是造成交感神經長時間紊亂的原因。不發洩出來，認知到自己正在火大並忍耐下來——只要這樣做，即使交感神經亂了，但副交感神經很快就會發揮作用，找回平衡。

為了維護自律神經，要率先出招對吧？

沒錯。如果這樣子還是無法抑制怒氣，就**抬頭看看天空**。如果是用平時的站姿，眼睛能看到的範圍頂多是方圓三公尺內的事物，但**抬頭看能讓視野更寬廣，心情獲得紓解，或許會察覺自己的煩惱很渺小**。假如看不到天空，看天花板也可以。

POINT

產生小小怒氣時，就默默地抬頭看天空。

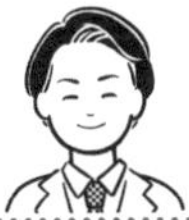

\習慣/ 抬頭看天空

仰望天空不僅能改變視角並轉換心情，還能暢通呼吸道，使充足的空氣進入肺部，自然能達到深呼吸的效果。慢慢呼吸能讓心情變得積極向上。

解決莫名其妙的
不安和疲倦

早晨這樣過，重整自律神經

沒來由地不想去上班時：

➡ **讓全身照到太陽光。**

總覺得狀態不佳時：

➡ **先喝一杯水，確認身心狀態。**

遇到下雨天，振作不起來時：

➡ **穿戴亮色衣物或配件。**

睡到快要遲到，為了沒時間而慌亂時：

➡ **將動作放慢到平常的六成。**

想到今天要做東做西，陷入混亂時：

➡ **為了減少「猶豫」，事前決定好要穿的衣服。**

明明在趕時間，電車卻誤點：

➡ **事先決定不生氣。**

怒氣收拾不了時：

➡ **抬頭看天空或天花板，拓展視野。**

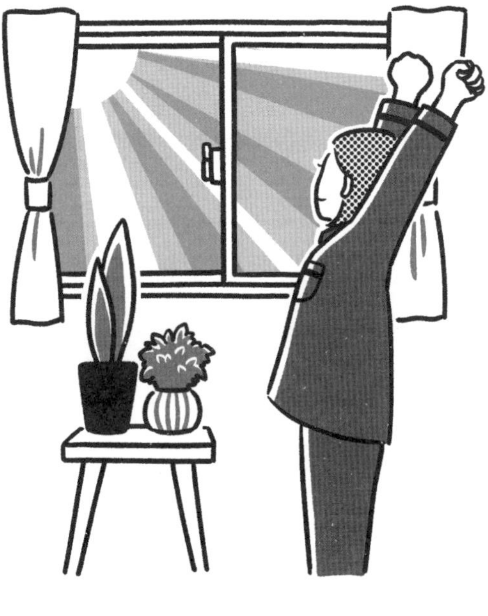

第2章

上午這樣過，心情不低落

自律神經紊亂者的上午

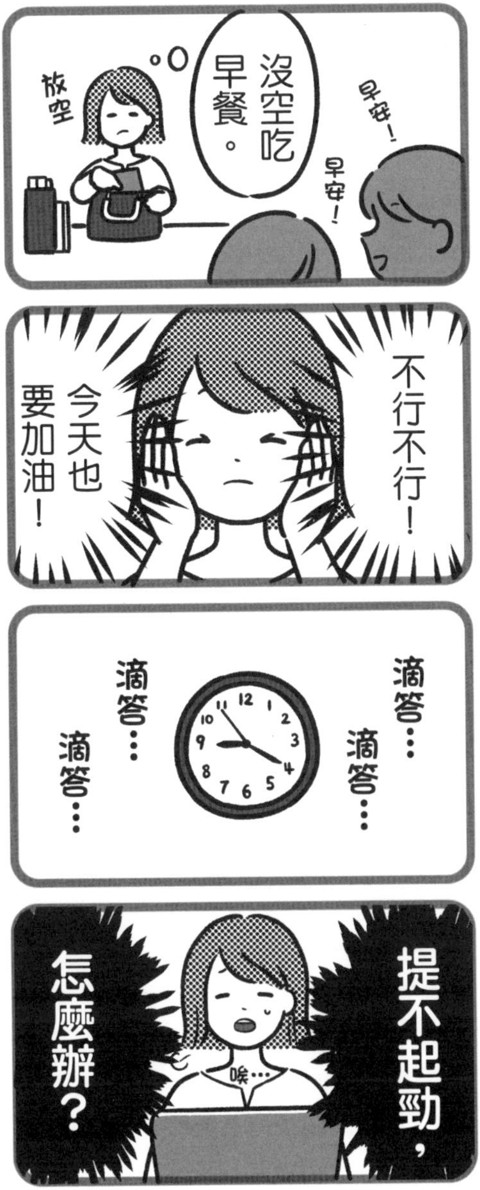
早安！
早安！
沒空吃早餐。
放空
不行不行！
今天也要加油！
滴答…
滴答…
滴答…
滴答…
提不起勁，
唉…
怎麼辦？

01 我一直放空，工作沒有進展，是因為沒有吃早餐嗎？

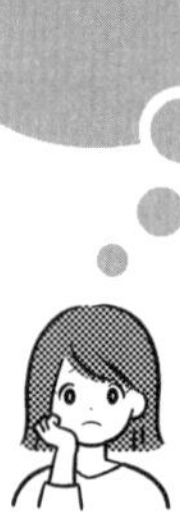

▼ 吃早餐讓整個上午變成工作的黃金時段。

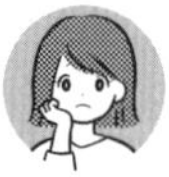

我去到公司，明明工作堆積如山，卻無心動手做。我在想，會不會是因為一大早老是匆忙到沒吃早餐，所以能量不足呢？

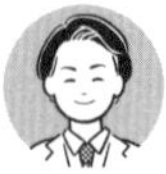

很多人每天都因為忙碌而不吃早餐，我的感覺是二十多歲族群尤其如此，都被工作追著跑而沒有吃早餐。但是，工作忙碌、自律神經容易紊亂的人，更應該要**藉由吃早餐來調理自律神經***。

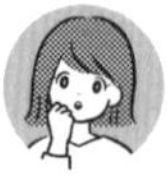

我還以為單純是因為沒吃早餐才沒有動力，早餐和自律神經也有關係嗎？

＊胃腸蠕動與自律神經的關係

當水分進入胃部，腸道便會對它的重量起反應而開始運作，蠕動變得活潑。當腸道一活動，副交感神經就會開始活躍，便能夠避免交感神經急遽高亢。

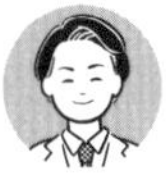

吃早餐能刺激腸道，抑制交感神經突然高亢，防止自律神經紊亂。

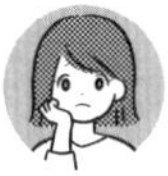

吃早餐很重要原來是有根據的啊！可是，我每天早上都沒有時間也沒有食慾，老實說真的沒辦法慢慢吃早餐。

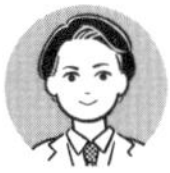

雖然我希望大家以悠閒的步調，在固定的時間吃適量的早餐，但在趕時間的情況下，即使只吃**優格**或香蕉也可以。我自己也經常只吃一根香蕉當早餐。

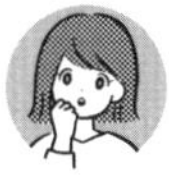

假如我完全沒有食慾，連一根香蕉也吃不下的話，仍然要勉強吃東西比較好嗎？

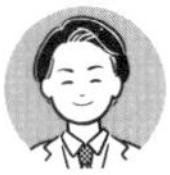

如果可以的話，最好養成多少吃點東西再出門的習慣，就算只喝水或茶也無妨。只要給予腸道適度的刺激，就能避免交感神經一口氣變得高亢。

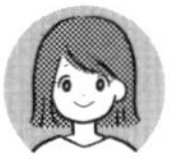

也就是說，腸道與自律神經有密切的關係。如果只是喝水或喝茶的話，感覺好像辦得到。

\習慣/ 優格

除了優格之外，味噌、醃漬品和起司等發酵食物能活化腸道好菌，抑制並減少壞菌，不妨積極攝取。優格的建議攝取量約是一天兩百公克，分次吃也可以。此外，優格種類相當豐富，建議大家可以同款商品連吃兩週，確認這期間的排便狀態和身體狀況，藉此找出適合自己的優格。

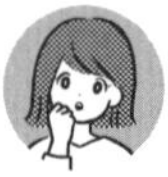

對了，如果只是要刺激腸道的話，只要在前一天晚上吃點什麼不就好了嗎？

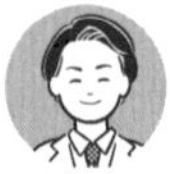

調理自律神經的祕訣是，在交感神經占優勢的白天也要讓腸道經常達到某種程度的蠕動*，藉此將副交感神經的運作提高到剛剛好。

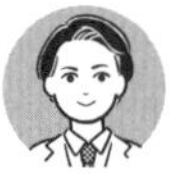

要讓腸道消化食物而蠕動需要三小時左右，即使前一天晚上有吃東西，但早上什麼都不吃的話，仍然無法調節腸道的狀況。

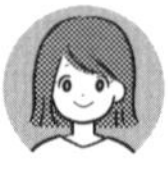

在早上出門前給予腸道刺激很重要呢！

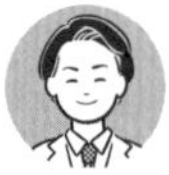

更重要的是，別抱著一天一定要吃三餐的想法，而是**有意識地在一天內對腸道給予三次刺激**。因此，早餐不一定要在家裡吃。要是吃早餐時想著「真不想上班」，滿腦子都是工作的事，這樣也會打亂自律神經。

＊讓腸道適度蠕動的效果

用餐時是交感神經在運作，飯後則換成副交感神經運作，腸道開始蠕動。這種交感神經與副交感神經的小小輪替會在早晨發生，因此腸道一整天都要因應需求活潑運作。此外，當腸道健康，新陳代謝改善，對減重也有成效。

POINT

一天三次，給予腸道刺激。

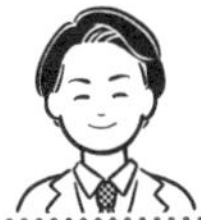

咦？原來是這樣嗎？我還以為早餐一定要在家裡吃才有意義。

提早抵達公司附近再吃早餐，這樣心情多半會比較冷靜沉著。我一大早要開會時會不吃早餐就出門，然後半路繞到超商買水煮蛋或飯糰，如此就能簡便地刺激腸道。

我一直以為必須好好坐下來吃頓早餐，但現在覺得吃早餐的難度變低了。

當自律神經正常發揮時，上午是工作的黃金時段*。順便一提，這段黃金時段用來看信箱或講電話太浪費了，所以我建議大家盡量在這段時間裡做需要創造力的工作。

好的！我會記得在一天內刺激腸道三次，不浪費工作的黃金時間！

＊工作的黃金時段

吃早餐能調節自律神經，在上午分泌讓人有幹勁的幸福激素「多巴胺」，以及提高專注力的腎上腺素，促進腦部活化，提高動力和專注力。

02 待辦事項一大堆，我該從哪裡開始著手才好？

▼ **巧妙面對壓力，不讓微小的壓力累積。**

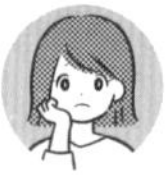

一大早就有成山的事要做，我總是很混亂。

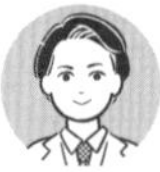

可能是交感神經過於高亢，白白在空轉。**交感神經在上班時運作並非壞事，但要是它太高亢，人就會進入像是輪胎在猛速迴轉的狀態，導致自律神經紊亂。**

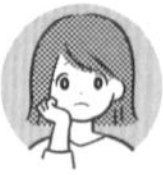

我以為交感神經在上班時運作是好事，沒想到還有這種風險！

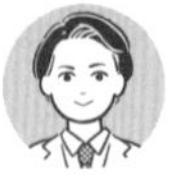

這是人類自古以來具備的本能。舉例來說，當狩獵民族*遇到肉食動物時，交感神經將會極度高亢，用現代的例子形容

＊自律神經對身體的影響

狩獵民族遇到肉食動物時，手會流汗，以免手中握著的武器滑脫；為了看清楚獵物，瞳孔會放大，呼吸和心跳也會變得急促，好讓氧氣送往全身，以便做出迅速的動作。相對地，為了將能量用於運動能力，人體不會將能量用來進行消化和吸收。

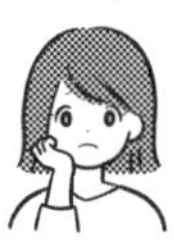

就是「火場的怪力」＊。當人承受的壓力大到極致，交感神經的運作將會飆高。

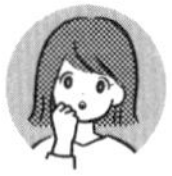

原來如此。不過，上班工作並不屬於是生死攸關的極限狀態啊？

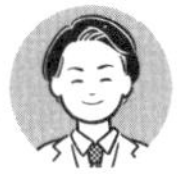

即使你不認為自己正處於極限狀態，但是在**職場上到處都是會造成壓力的陷阱**。每當有人委託新的工作，或者是一次給你大量需要處理的職務，就會累積許多微小的壓力，於是交感神經就在不知不覺中過度運作了。希望大家要先認知到這一點。

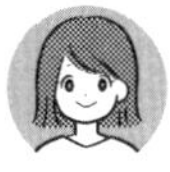

即使是微小的壓力，累積起來也會達到極限呢！

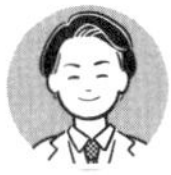

為了避免交感神經過度運作，偶爾也要發動負責踩煞車的副交感神經，使自律神經達到平衡。

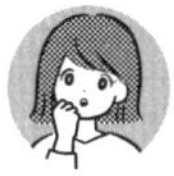

具體上要怎麼做呢？

＊火場的怪力

肌肉接受到腦的指令後，會透過收縮來發揮力量。一般來說，為了保護肌肉與骨頭，腦部的控制裝置會不讓人使出一百％的力量。人在火災時之所以能爆發怪力，就是這個控制裝置處於解除狀態的結果。

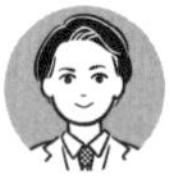

我們可以藉由預見作業順序來提高副交感神經的運作。舉例來說，想到什麼待辦事項就直接寫在便條紙上，決定執行的順序後將它們編號，接著再逐一處理。既然腦海中已經整理好順序，要進行作業就很容易。

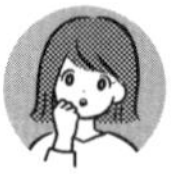

要寫下待辦事項感覺辦得到，但是要決定順序很難耶！要怎麼安排才好呢？

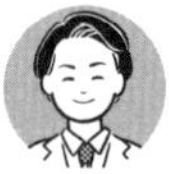

我認為大家可以按照自己的規則去做，我自己的話會挑選不想做或不擅長的領域先做。

咦？從不擅長的事情開始做感覺很花時間，也很容易有壓力吧？

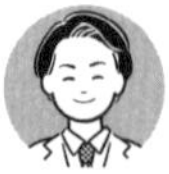

無論多麼困難的工作，只要盡早因應就容易找到解決方法，更容易按照自己的步調進行。

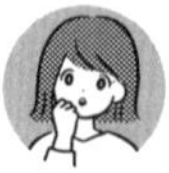

原來如此。正因為不擅長，所以才要保留比較多時間來對付。

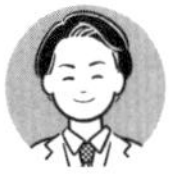
此外，如果要讓副交感神經在工作時運作，將壓力轉換為動力*也很重要。壓力和動力其實是互為表裡的關係。

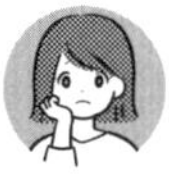
將壓力轉換成動力，這種事做得到嗎？

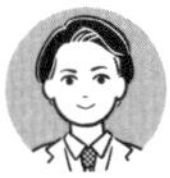
凡事都是一回生二回熟，不去嘗試就無法成長。被交付新的工作是個壓力，但只要心想「累積經驗有助於成長」，就會有動力了。將壓力轉換成動力，並且逐一完成工作，對壓力的耐受性將會變高。

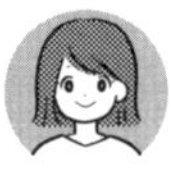
原來如此。也就是說，只要好好和壓力相處，它就會成為成長的養分。

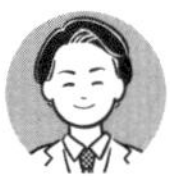
壓力不可能從這個世界上消失。若因為不想做就一直逃避，傷害只會越來越大。善用壓力來讓自己成長是很重要的。

POINT

將待辦事項寫下來，一件一件處理。

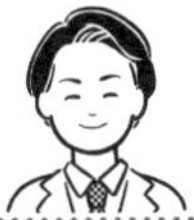

＊將壓力轉換為動力

我希望大家留意，不要將「努力」和好事劃上等號，這有可能招來更大的壓力。還有，長時間工作、無償加班，或是在惡劣的勞動環境中不斷努力的話，將會受到無法彌補的傷害。

03 我構思的企劃還不成熟，簡報也做得不好，就算用上全力還是得不到好評。

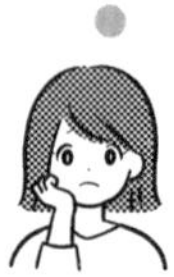

▼要讚賞自己，認了「這個世界很多事都沒道理」。

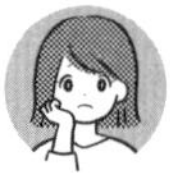

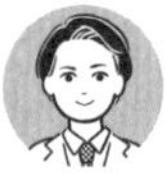

我每週都要在公司做簡報，但經常失敗，或是自以為成功卻被上司打槍，讓我覺得自己沒有才能。

因為緊張而沒能好好發揮，為此感到不甘心，或是費盡心思想出來的企劃案遭到拒絕而沮喪*，這些情況每個人都會遇到。

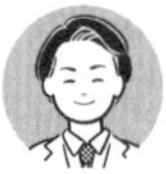

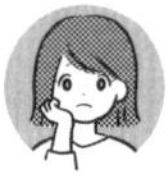

有這種情緒，就證明你有好好準備，很認真地面對。請先嘉獎這樣的自己。

雖然要嘉獎自己，但老實說，我還是希望旁人能夠肯定我的努力。

＊內心難過的主因

當人越希望自己面對的狀況不是事實，內心就越痛苦。越是覺得「事情不該如此」、「這跟我想的不一樣」，內心的痛苦就越大。

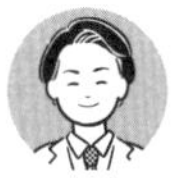

這世界上確實充滿許多不合理的事。有人會把他自己的過錯怪罪在別人身上，說過的話變來變去，態度隨著心情改變，這種不講理的人真的很多。要是太在乎別人對自己的評價，就會被那些不講理的人耍得團團轉，**認了「這世界上有很多不合理的事情」也很重要**。

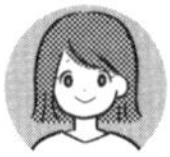

一想到要等那種態度隨心情轉變的人給我好評，我就快要昏倒。假如轉念心想那些人真沒天理，心情似乎會輕鬆一點。

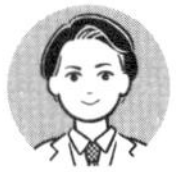

我還是新手醫師時，也曾在拚命寫出論文卻得不到上司肯定時滿嘴怨言。此外，我以前還相信只要努力就一定能得到成果，所以沒得到好評就很煩躁。

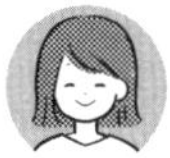

原來您也有過那樣的時期嗎？

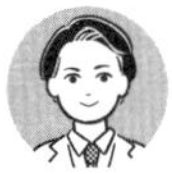

有喔！不過，我後來發現，要是得不到上司肯定就嘆氣，對不順遂的事情感到煩躁或苦惱，自律神經就會跟著亂掉，反而對自己有負面影響。在那之後，即使遇到什麼不如意的事情，我也不會去怪罪環境或別人，而是意識到「自律神經亂了，必須好好調理才行」。

將注意力放在自律神經上，就不會一味心情低落，似乎還能尋找應該改善的地方，得知接下來該怎麼做。

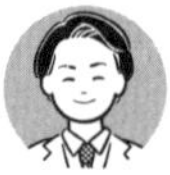

關鍵在於自己要**多多留意，別因為煩躁或煩惱*而打亂自律神經**。即使失敗了或是得不到肯定，也要坦然接受「已經發生的事情無法改變」，藉此來重整自律神經，不會因為小事而動搖。

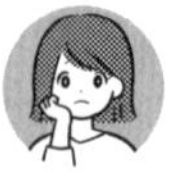

原來如此。但是，我才剛開始工作，要做的事情接二連三，往往只看到眼前要忙的差事，感覺很難從容地意識到自律神經。

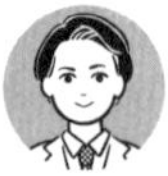

對吧？但我認為，工作一件接著一件，連休息時間都沒有的時候，更應該**有意識地稍微暫停一下**。

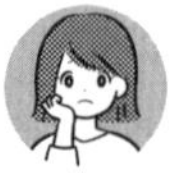

要暫停嗎？眼前明明有著堆積如山的工作，我覺得停下來只會導致工作越積越多而已。

＊好的煩惱方式

人陷入一連串的煩惱中時，將會被困在主觀且單一的視角中。煩惱的祕訣是將煩惱分成大、中、小，寫下煩惱，以及在固定的時間煩惱。此外，還可以將煩惱的主角換成別人，例如想像如果是媽媽、職場前輩、老師遇到這件事會怎麼想，如此就能客觀思考，說不定還能想到解決方法。

在自律神經紊亂的情況下工作，效率只會變差。抱著游刃有餘的心情投入工作，比較有機會想到解決方法，產出優良的好點子。比起盲目地埋頭努力，以結果來說工作進度往往會更快。

這樣啊？忙碌的時候要暫停一下，我會記得的。

對了，所謂的「暫停」，具體上要做些什麼呢？

比方說，當負面情緒來襲時，你**可以試著收拾辦公桌**，就算只是丟一件垃圾也無妨。看到亂七八糟的東西整理乾淨，副交感神經的運作將會提升，讓心境更游刃有餘。

總之，不讓自律神經紊亂的狀態延續下去是一大重點！

POINT

收拾辦公桌，讓內心更從容。

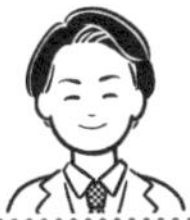

\習慣/ 收拾

根據美國佛羅里達州立大學研究團隊的實驗結果，即使是專心洗碗也具有消除壓力的成效。只要意識到目標，就能獲得幸福感和滿足感。我自己也會透過洗碗來營造生活步調，在感受著清水流動的同時，也感受到髒汙被沖洗得一乾二淨。

04 旁人經常對我下指示或給意見，是我的能力不夠好嗎？

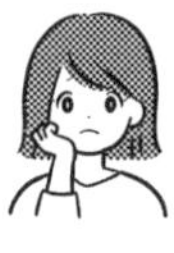

了解自己的「心靈容忍範圍」。

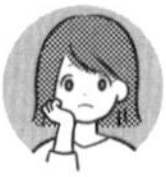

和同年出社會的朋友相較之下，我接受前輩指示或被上司給意見的次數更多。我覺得自己比不上別人，因此心情沮喪。

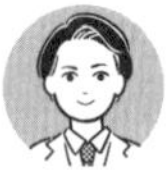

自律神經這東西非常敏感，當你拿自己和別人比較，光是產生自卑感，就會讓自律神經立刻亂掉。抱著玩樂的心態，和自己的自律神經相處是很重要的喔！

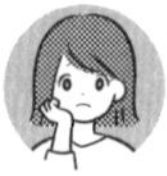

在煩惱的時候，要怎麼樣才能抱著玩樂的心態面對自律神經呢？

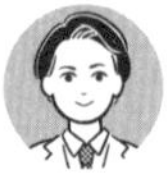

比方說，當別人下指示或給意見時，是要覺得他很討厭、自己很沒用，還是要認為對方是在為努力的自己著想呢？你不覺得這兩種看法會帶來不同的情緒嗎？

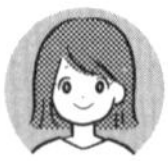

說得也是，認為對方是「看自己很認真才給意見」，這樣想內心會比較平穩，也會湧現幹勁。

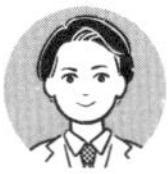

抱著負面情緒會打亂自律神經。對所有事情都正面思考當然很好，但沒這麼簡單就能辦到。首先，**了解自己的「心靈容忍範圍*」**很重要。

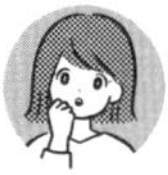

「心靈容忍範圍」嗎？

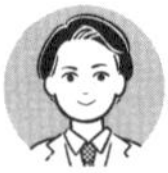

踏入社會之後會接觸各樣的人，歷經各種事物。對於那些人事物究竟能接受到哪個地步，這個容忍的範圍因人而異。也就是說，當心靈的容忍範圍不同，對事物的解讀與對別人言行的接受度也不一樣。

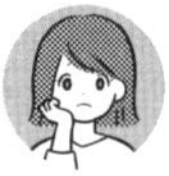

您的意思是，我的心靈容忍範圍很小，所以才會被負面情緒牽著鼻子走嗎？

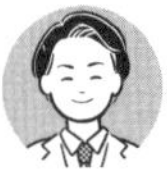

心靈的容忍範圍因人而異，即使很狹小也沒關係。重點在於，自己是否能夠掌握心靈的容忍範圍。

＊了解「心靈的容忍範圍」

當你感到憤怒、焦躁或憎恨時，交感神經會處於優勢，導致身體下意識開始緊張，這會對身心造成負荷。只要冷靜觀察自己有負面情緒時會如何反應，就能看出心靈的容忍範圍，而且還能學會如何控制情緒。

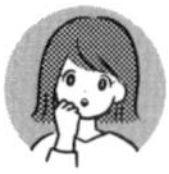

我從來沒有想過自己的心靈容忍範圍。

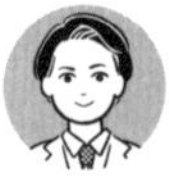

認為別人不可饒恕、對別人的言行感到心煩、壓抑不住對人的嫉妒心、沒有自信等等，這些都是已經超出心靈容忍範圍的徵兆，人會無法掌控自己的情緒，抱著憤怒和不滿。

我光是回想昨天發生的事情，就發現有好多超出心靈容忍範圍的徵兆。

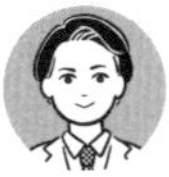

若你抱著憤怒和不滿，工作效率將會一落千丈。在這種情況下，如果能掌握心靈的容忍範圍，就能採取相應的生活方式，於是便不容易產生怒氣和不滿。

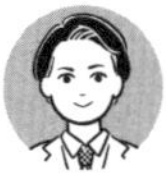

老實說，我個人就覺得自己的心靈容忍範圍很狹小。因此，我總是會留意自己待人接物和工作的方式，小心不要超出界限，所以不太會被負面情緒拉著走。

咦？原來您的心靈容忍範圍也很狹小嗎？

這也是我自己累積經驗後才得知的。為了努力工作，隨時留意自己的心靈容忍範圍，大方地接納「這就是我」，這樣過生活才是捷徑。

安定自律神經是第一要務對吧？

沒錯。不過，人生在世，會有負面情緒是理所當然的事，無論再怎麼小心不超出自己能容忍的界限，有時仍然會不由得在職場上被負面情緒侵襲。

這時，我會離開座位，**在樓梯上反覆爬個一、兩階又下來**，這種有節奏的動作能夠讓自律神經恢復平衡。

POINT

快要超出容忍的界限時，就在樓梯上反覆上上下下。

\習慣/ 反覆上下樓梯

腿部聚集了許多大條肌肉，有大量血液流經。反覆上下樓梯能夠伸縮腿部肌肉，進而達到類似幫浦的作用，改善血液循環，重整自律神經。根據最新的研究，即使分多次運動也具有充分的效果。與其搭手扶梯或電梯，不如選擇走三至四層樓的樓梯。

05

我要和合不來的同事同組，很擔心工作能否順利進行。

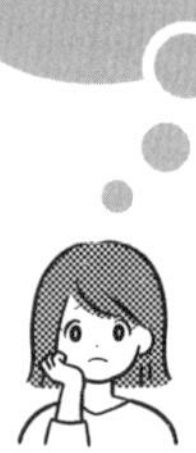

▼溝通要比平時加倍細心。

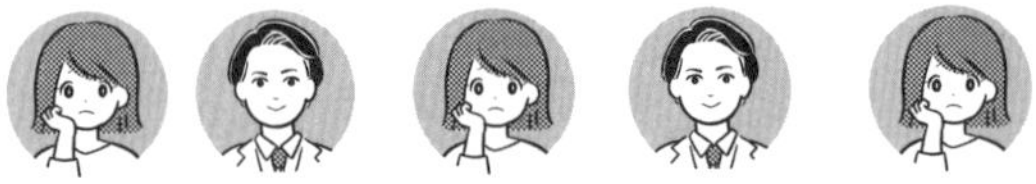

和我同組的同事我行我素，也不遵守工作期限。

既然要分組，大家總會想和志趣相投或價值觀相似的人一組。然而，在職場上有時卻得和電波不合的人相處。

最後，為了趕上工作期限，我只好自己一個人拚命趕工，不僅負擔很大，還覺得很討厭。

看來，你好像把工作攬在自己身上。你有沒有告訴那位我行我素的同事，希望他幫忙呢？

我跟他說過好幾次，他應該知道才是。

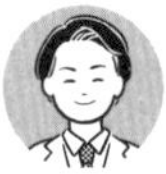

向對方提出請求時，**最好解釋得比平時加倍仔細**。當我們向別人表達時，自己是在百分之百理解的狀態下描述，但對方是在完全不了解的狀態下聆聽，所以你的意圖往往只傳達了百分之六十。

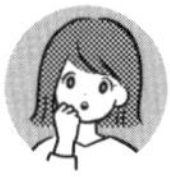

要解釋得加倍仔細嗎？這需要耗費相當大的力氣耶！

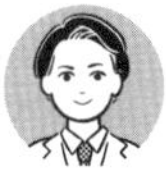

要傳達自己的想法*的確很耗費心力，但是若在幹勁受挫的狀態下持續工作，自律神經會亂掉，還對其他工作造成負面影響。因此，你要先徹底傳達自己的意圖和想法，試著得到對方的協助，這也是個方法。

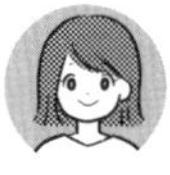

好的。為了表達我的想法，我會再找對方談一次。

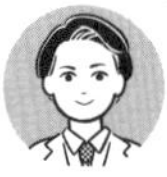

還有一件事情是你在傳達想法前必須先了解的，亦即光是找對方談，也很難立刻改變他的個性和想法。因此，你必須花心思好好面對自己的壓力。

＊如何傳達自己的想法

光是試圖仔細表達，自己的每個動作就會變慢，心情變得沉著，能夠以平常心述說。自律神經的紊亂會「傳染」，先提高自己的副交感神經再行動，對方也能冷靜地豎耳傾聽。若是用快速度口若懸河地說，也只會覺得自己有做事，但不會收到太好的成效。

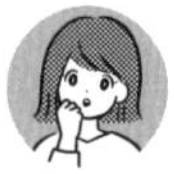

明明是對方害我產生壓力，但是我卻必須要花心思去處理壓力？

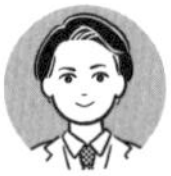

壓力的來源或許是對方沒錯，但無論處於什麼樣的狀態，讓微小的壓力變大，導致自律神經失衡的人都是自己。

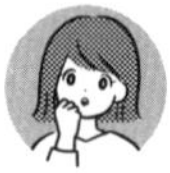

怎麼這樣！壓力居然是自己擴大的嗎？

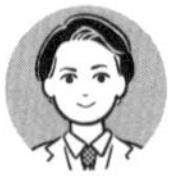

其實，原因出在自己身上反而比較有利喔！若知道調控壓力的主導權掌握在自己手中，心情會放鬆許多，自律神經也會獲得平衡。在自律神經平衡的狀態下和人說話，就是能夠沉穩地對人說話。換句話說，要傳達自己的意圖或想法會更容易。

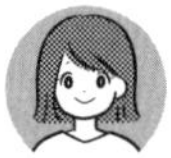

原來如此。不要怪罪自己，而是想成能夠自己控制。

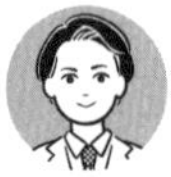

沒錯。我們無法改變別人，但能掌控自己。即使對別人的態度感到不耐煩，但只要巧妙和壓力相處，就能以沉著的態度

面對對方。

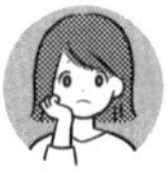

唉！竟然要平心靜氣且加倍仔細地解釋，這果然很讓人筋疲力盡啊！

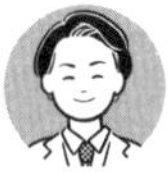

你剛才「**嘆氣**」了！在人際關係上，這非常重要！

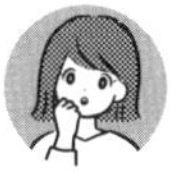

咦？嘆氣很重要嗎？剛才您給了我很多建議，但我卻嘆氣了，還在反省呢！

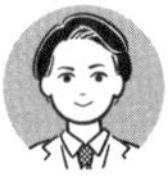

嘆氣往往被人認為是負面的，但這是個能有效調整心情的方法。在嘆氣時慢慢地吐一口長長的氣，呼吸就會變深，提高副交感神經的運作。為了重整自己的身心，請嘆個氣吧！

POINT

嘆氣能夠沉澱心情。

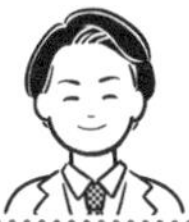

\習慣/ 嘆氣

嘆一口大大的氣，之後吸入的空氣自然會變多。氧氣的供應量增加，改善末梢血液循環。把吐氣的時間拉長，將能刺激位於脖子根部的「受體」，提升副交感神經的運作。此外，近年的研究也證實深呼吸能促使腦部發出 α 波。據說 α 波會在幸福激素「血清素」活化時產生。

06 我明明很小心，卻還是犯下失誤，好討厭一天到晚失敗的自己。

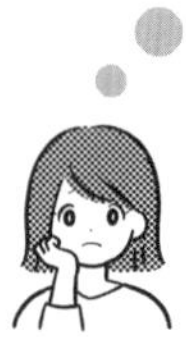

放大視野，客觀地觀察自己。

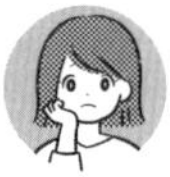

我犯下簡單的失誤，被職場前輩罵了。居然反覆犯下相同的失誤，讓我對自己感到火大和厭煩。

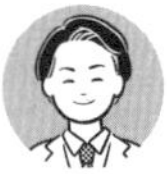

除了對別人之外，**對自己說出「真火大」*的那個瞬間，自律神經就會亂掉**。社會新鮮人總是容易會出一連串的錯，沒有人從一開始就什麼都會，你就當作自己還在一點一滴成長中吧！

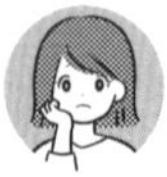

上司也安慰我，說：「無論是誰都會犯錯。」但在我看來，周圍的同事每個人都好完美，只有我一個人老是卡在同一個地方。

＊說出「真火大」的風險

在心情煩躁時表現出不安是在保護自己，換句話說，煩躁是一種自我防禦本能。嘴上念著「真火大」會放大對自己的怒氣，導致交感神經的運作急速上升，所以生氣時最好不要說出口，保持沉默才好。

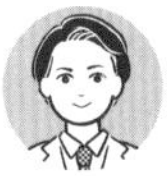

我是外科醫師，一旦出了小錯，就有可能演變成事關病患生命的大問題，但意想不到的麻煩總是會發生。舉例來說，無論手術室準備得再怎麼完善，仍然可能發生機器不運作的情況。所以，我總是對自己說：「別相信任何人。」

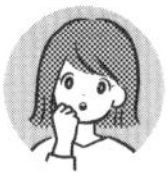

別相信任何人？這句話感覺好無情啊！

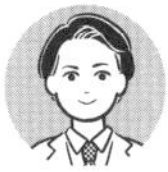

這是我在英國留學時，指導教授對我說的話。正因為無法擺脫不可預期的問題和小失誤，所以從平時就要抱著不輕易相信任何人的心理準備。

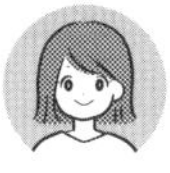

原來如此。因為不容許失敗，才有了這句話。

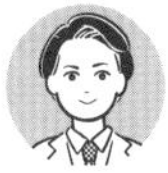

即使是十全十美的人，也會犯下單純的失誤。失誤了要如何補救，以及不再重蹈覆轍才最重要。就算失敗了，只要冷靜因應就能大事化小、小事化無，再次犯下相同錯誤的次數也會減少。

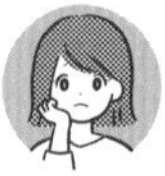

當我犯錯時，就會著急到無法冷靜行動。

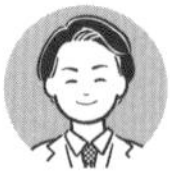

從精神層面的角度來看，失誤容易發生在人緊張或興奮的時候。也就是說，**犯下失誤時多半是交感神經高亢的時候**。在這個情況下，你越是著急，越會打亂自律神經。

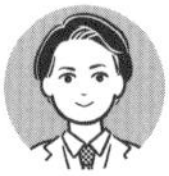

當你失誤的時候，祕訣是要拉高能帶來餘裕和安心的副交感神經，如此就能將失誤化為讓自己成長的機會。

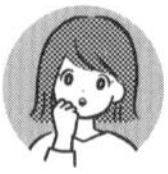

能化為成長的機會？

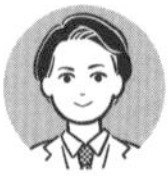

失敗時，光是手忙腳亂，事情也不會有轉機，但如果在這時稍微冷靜下來客觀看待，將會是改變觀點並讓自己成長的大好機會喔！

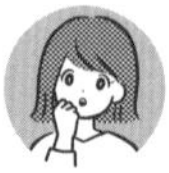

要在為失敗著急的時候保持客觀感覺很困難，有什麼方法嗎？

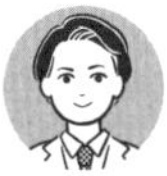

失誤時，交感神經處於高亢狀態，看待事物的視角會變得狹隘。因此，當你搞砸什麼事情時，**為了提高副交感神經，必須抬頭仰望或環顧周遭，藉此拓展視野。**

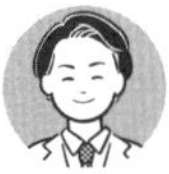

當你客觀觀察自己，往往能察覺犯錯的原因。靠自己找到解決契機的經驗，將會成為讓你成長的寶貴食糧。

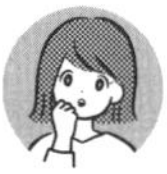

原來如此。順便一問，為了避免犯錯，有沒有方法能在工作中調理自律神經呢？

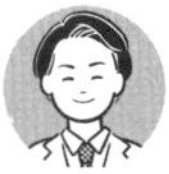

最簡單的方法是深呼吸。**當交感神經過度運作，令人進入緊繃狀態的時候，呼吸就會變淺。慢慢地深呼吸**能增加氧氣供給量，改善血液循環，結果便是副交感神經的運作將會提升。

POINT

在職場上犯下失誤時，要先深呼吸，冷靜應變。

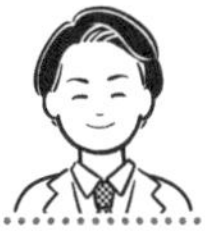

＼習慣／ 慢慢地深呼吸

花 3 至 4 秒，用鼻子吸氣。

花 6 至 8 秒，慢慢從嘴巴吐氣。

重複以上步驟，為時 3 分鐘。這個「一比二呼吸法」能大大伸展有自律神經密集分布的橫隔膜，有效提高自律神經的火力。當你缺乏專注力、感到心煩意亂或壓力大時，請採用這個方法。

解決莫名其妙的不安和疲倦

上午這樣過，重整自律神經

沒有食慾，不想吃早餐時：

➡ **喝水或喝茶來刺激腸胃。**

要做的事太多，忙不過來時：

➡ **寫下待辦事項，預見作業順序。**

努力了卻得不到好評，為此沮喪時：

➡ **認了「這真是沒天理」。**

為眼前的工作忙翻天時：

➡ **藉由收拾辦公桌來整理思緒。**

覺得自己比不上別人時：

➡ **有節奏地反覆上下樓梯。**

想和磁場不合的人好好相處時：

➡ **透過嘆氣來讓心情冷靜。**

老是失敗，對自己很火大時：

➡ **慢慢地深呼吸。**

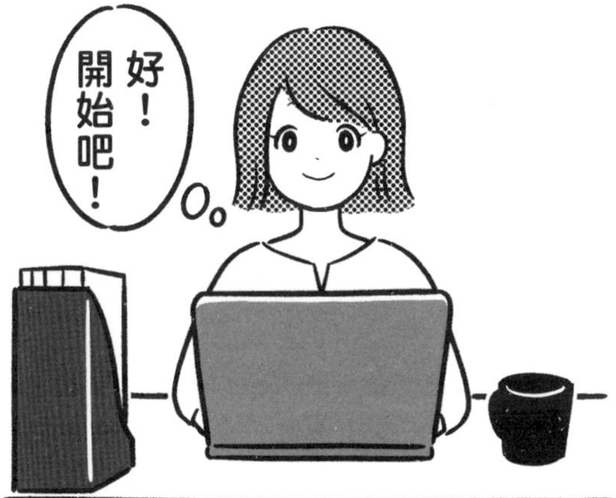
好！開始吧！

第3章

中午這樣過：不過於在意

自律神經紊亂者的午休

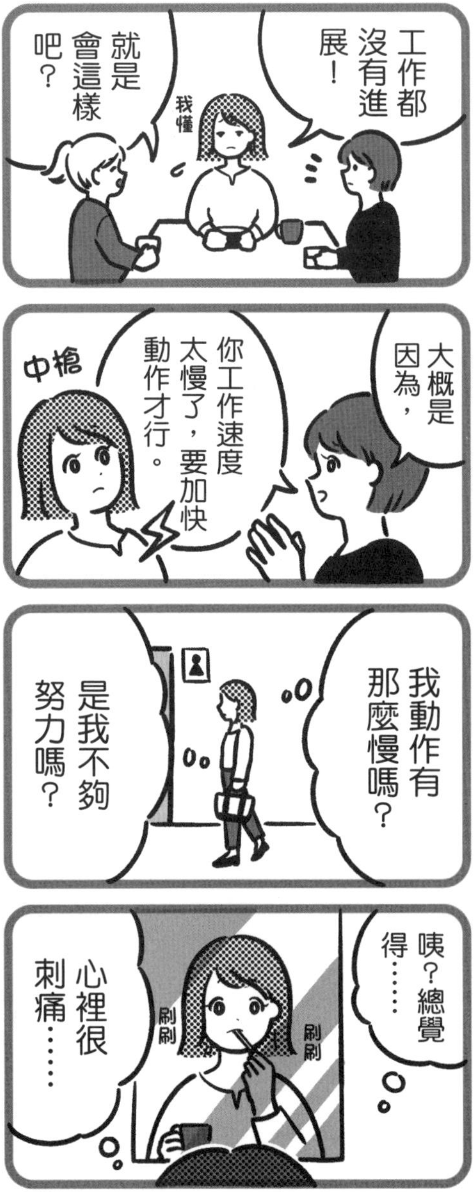
工作都沒有進展！
我懂
就是會這樣吧？
大概是因為，
你工作速度太慢了，要加快動作才行。
中槍
我動作有那麼慢嗎？
是我不夠努力嗎？
咦？總覺得……
刷刷
刷刷
心裡很刺痛……

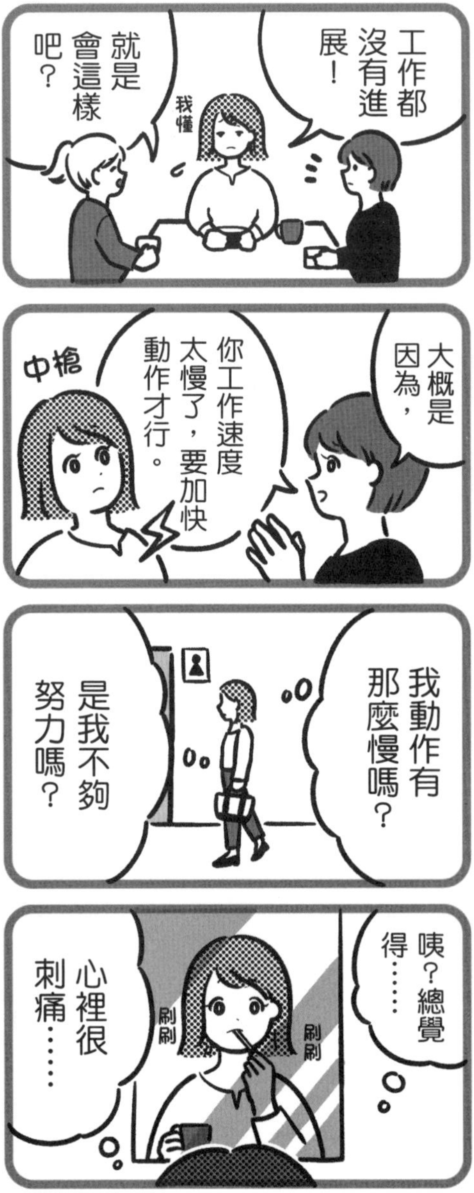

01

我沒有食慾，工作也還堆積如山，乾脆不要午休了吧？

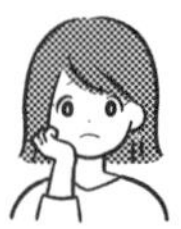

▼ **為了整理思緒，仍然要好好休息。**

到了午休時間，我沒有食慾，其他同事也都還在工作，讓我不好意思休息，再加上工作還沒有告一段落，所以我有時會不午休，繼續做事。

雖然我很想稱讚你的努力，但如果你下午也想要維持高度的工作表現，最好還是要午休。

為了讓大腦在午後也保持最佳狀態繼續工作，你要先了解自律神經的節律。

自律神經也有節律嗎？

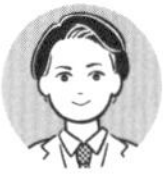

有喔！**在自律神經一整天的節律中，交感神經的運作會在正午十二點左右達到高峰**，在這個時段提高副交感神經的運作，調節自律神經，藉此打造下午也能專心工作的身心是很重要的。

這樣嗎？中午十二點對自律神經而言是很重要的時段對吧？腸子會在兩餐之間消化、吸收吃下去的食物，最後為了整頓腸道環境*而進行大掃除。肚子餓時之所以會咕嚕叫，是因為腸子正在用力收縮以重整腸道環境，並且**發送「現在已經準備好接收食物」的訊號**。在這個時間點進食，腸胃就會好好運作。

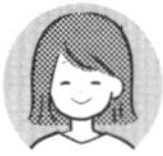

我覺得肚子咕嚕叫很丟臉，希望它不要叫，但它原來是在發出建議我進食的訊號。

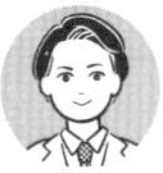

讓腸道好好蠕動，全身的血液循環會變好，將新鮮的氧氣和養分送到腦部。於是思緒就會變得清晰，過了中午也能精神奕奕地工作。

＊整頓腸道環境

在白天，每餐的間隔以六小時最為理想。在這六小時內消化、吸收吃下去的食物，最後由腸道用力收縮，分泌更多具有殺菌作用的消化液，處理掉留在腸道中的壞菌。

在午休時間吃午餐很重要呢！

這時有一件事要記得，若吃午餐的方式不對，交感神經將會一口氣提高。

本來是要透過刺激腸子來提高副交感神經，沒想到竟然會讓交感神經一口氣變得高亢？該怎麼做才好呢？

吃午餐時，要採取不會讓交感神經過度高亢的吃法，亦即**細嚼慢嚥，而且不要吃太飽**。

這是最基本的原則，總覺得好像回到孩提時代。

大家被工作追著跑時往往過於著急，疏忽了用餐的基本原則。午餐時間經常有人大口扒飯，但這樣做會導致負責消化的副交感神經不容易高亢。

細嚼慢嚥能增加唾液分泌，幫助消化吸收，還能鬆開臉部肌肉，使人放鬆，用一定的節奏咀嚼也能提高副交感神經。

＼習慣／ 細嚼慢嚥

細嚼慢嚥的習慣不僅能調理自律神經，還能增加唾液的分泌量、抗病毒與抗菌成分，提高免疫力，並使腦內積極分泌組織胺，刺激飽足中樞以防吃太飽。鬆開表情肌能提高副交感神經，減輕壓力，具有各式各樣的功效。

原來細嚼慢嚥有這麼多好處啊！

此外，還要小心別吃太多。當大量的血液用於消化和吸收，送往腦部的血流量就會減少，所以吃六至八分飽就好。

好的，我會注意。

為了慢慢吃午餐，我還建議大家**不要邊吃邊做其他事**。和職場同事一起吃午餐雖然是段愉快的時光，不過偶爾也要停止聊天和滑手機，專心觀察眼前食物的顏色和形狀，一口一口慢慢吃，享受食物的口感和味道變化。咀嚼完畢後慢慢吞下，然後再吃第二口。此外，小小的冥想也能讓午休時間更充實。

POINT

午餐要細嚼慢嚥，不要吃太飽。

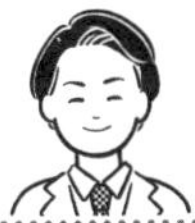

02 同事說我應該更如何如何，讓我很在意。

打造一顆不輕易被人際關係擾亂的心。

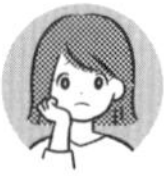

我在午休時間和同事聊天，講到工作的話題，那時候同事說：「我覺得你做事有點慢，應該早點動手。」這句話讓我一直記在心上。

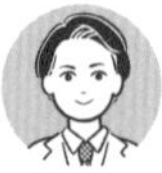

人確實會對突如其來的一句話很在意呢！

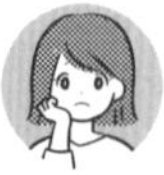

我也覺得自己工作速度不快，正在努力進行中。那位同事平常跟我無話不談，我想他大概沒有惡意，但我就是莫名在意。

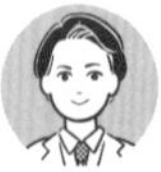

九成的壓力來自人際關係。即使是志趣相投的對象，也會令

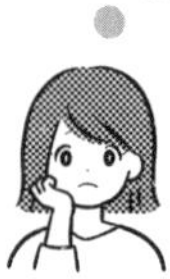

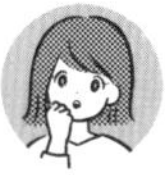

人產生煩躁或憤怒等負面情緒。光是這樣就會**打亂自律神經，而且影響長達三至四小時。**那天下午，我的確一直很在意同事說的話，工作遲遲沒進展。

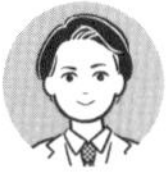

午休時間有時候會和同事互相抱怨或聊八卦*，自己人之間容易出現的這種話題，即使只是聆聽也會形成多餘的壓力，打亂自律神經的平衡。

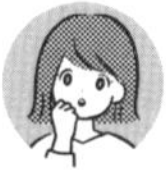

是不是不要太常和同事一起度過午休時間比較好啊？

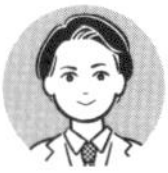

從自律神經的觀點來看是這樣沒錯。人際關係的關鍵在於要和自律神經取得平衡的人來往，並盡量避開自律神經紊亂者。請意識到這一點來建立人際關係。

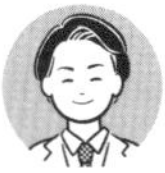

儘管如此，現在才要斬斷人際關係，當個獨行俠也很困難。所以，我認為**打造一顆不會輕易動搖的「心」**才是先決條件。

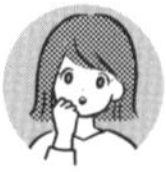

該怎麼做才好？

＊抱怨和聊八卦會打亂自律神經

不聽別人抱怨或批評，自己也不散播八卦、不說人壞話，才是保持內心安定的祕訣。當話題使氣氛變得負面時，不管別人怎麼想，都要抱著隨口找理由暫時離席的心理準備。有些人能靠抱怨或聊八卦消除壓力，但我們必須和這樣的人保持距離。

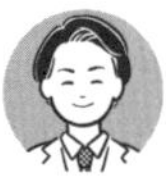

要心想：「我置身的狀況和環境和別人不一樣是理所當然的。」簡單來說，就是抱著「你不等於我」的觀念。

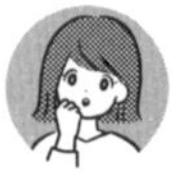

你不等於我——從這樣的觀念做起嗎？

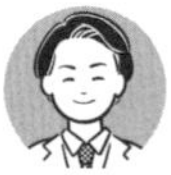

對。**每個人的想法和價值觀都不一樣**，你要先時時刻刻意識到這一點。別人的標準和自己不一樣，即使想法不同也是沒辦法的事——保持這樣的態度即可。

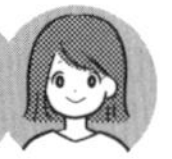

別人的中心思想和我不一樣，所以不用在意，是嗎？

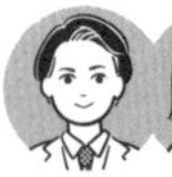

就是這樣。要是將對方和自己劃上等號，人際關係中產生的些微齟齬就會化為龐大壓力。我們無法改變別人，但可以改變自己。**抱著「你不等於我」的觀點**，甚至能從對方的負面話語中找到正面意義喔！

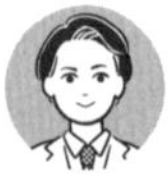

不要傾聽別人的抱怨或八卦，自己主動採取不讓心受到動搖的舉止當然也很重要。

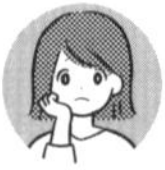

原來如此。不過，我還是有點擔心能不能很快就改變自己。

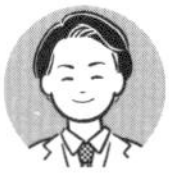

光是從平時就意識到這一點做起，就能慢慢改變。還有，這只是個不讓壓力累積的技巧。只要你還在工作，內心被別人的舉止擾亂而感到壓力就是家常便飯。這時，假如擁有自己的轉換心情技巧就會輕鬆許多，最簡單的方法是**「笑」**。

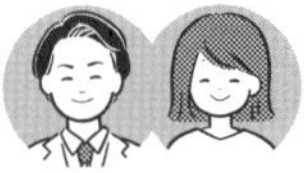

只要「笑」就能轉換心情嗎？

我們笑*的時候，嘴角會上揚對吧？這樣一來，能夠放鬆緊繃的表情肌，提高副交感神經，結果是血液循環改善，使全身放鬆。請大家養成習慣，在自己為別人的話語動搖時露出微笑。

POINT

意識到「你不等於我」，並且讓嘴角上揚。

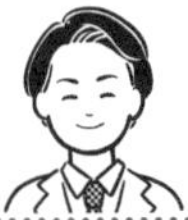

＊「笑」與自律神經的關聯

實驗證實，笑所造成的表情變化會影響腦部的下視丘，提高副交感神經。此外，已知能擊退癌細胞與病毒的「自然殺手細胞」（是一種白血球）會因為笑而活化。

03

我早上不小心犯錯，挨了上司的罵，我認為這都是自己不好，心情好低落。

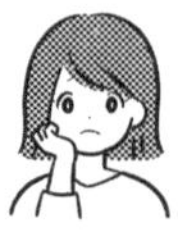

▼想像「按下副交感神經的開關」。

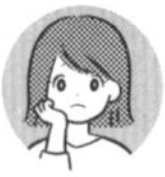

就連這段寶貴的午休時間，我也在責怪上午接連出錯的自己，想起上司那番嚴厲的指責就靜不下心。我經常這樣胡思亂想，然後午休時間就結束了。

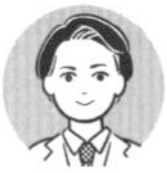

看樣子，你是抱著相當低落的情緒度過午休時間呢。

因為無論是出錯還是挨上司的罵，全都是我自己不好，這也是沒有辦法的事情。每當我想東想西的時候，就會不由得想要拋下一切。

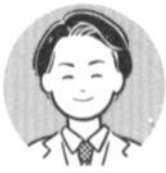

無論是誰，都會責怪自己「這也不會、那也不會」，心情因此陷入谷底。我也會這樣，當自己犯下失誤，或是工作沒有

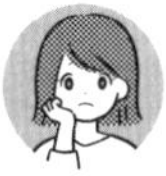
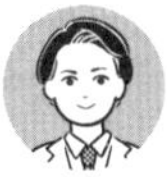
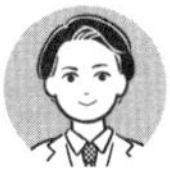
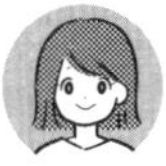
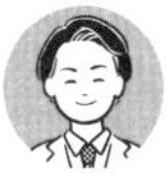

進展時，我會覺得這是自己力有未逮，承認這一點之後，心情又更沮喪了。

就是說啊！認清自己是真的很沒用，就會很洩氣。一旦感到氣餒，就很難重新振作起來，讓我很煩惱。

嘴上說「別在意失敗」很簡單，但做起來很困難。

這時，重點在於要**想像自己是一隻在空中盤旋的鳥，客觀地俯瞰自己**。因為人在自責時會變得很主觀，看事情的視角會變得狹小。

的確，當我感到自責，心情低落地走在路上時，就看不清楚周遭，會差點撞到人。

當交感神經高亢，心靈的視野就會變得狹隘。只要借助副交感神經的力量，就能客觀看待自己。若多少能夠俯瞰自己，就會發現自己的優點，讓內心更從容。這樣一來就能正面思考，想著要慢慢修正自己的缺點。

\習慣/ 客觀地俯瞰自己

只要抬頭看天上飛的鳥、高塔、高樓大廈或飛機等高處的事物，很容易就能想像。接著，請想像從高處俯瞰時看到的自己，如此或許會察覺自己的煩惱其實很渺小。

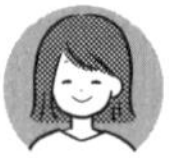

副交感神經就像是讓人擺脫低潮的救世主呢！為了在自己心情低迷時立刻因應，請告訴我能快速提振副交感神經的方法！

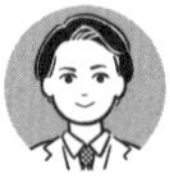

很遺憾，要瞬間提高副交感神經的運作是很困難的事。

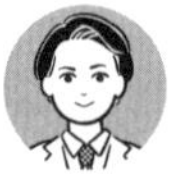

交感神經會在人命關天時運作，瞬間就能變得高亢，但**讓人進入放鬆模式的副交感神經，要花五分鐘以上的時間才能變得高亢**。

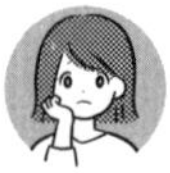

既然那麼花時間，在客觀看待自己之前就會胡思亂想，越來越自責。

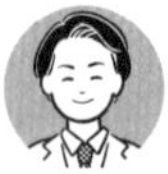

雖然無法立刻因應，但以午休時間來說，你不覺得總會有辦法的嗎？

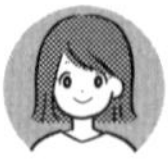

說得也是。既然花五分鐘就能提振副交感神經的運作，感覺應該能在午休時間內重整心情。

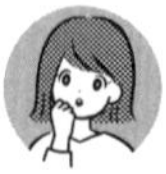

要怎麼做，才能利用午休時間重振心情呢？

你可以先從意識到副交感神經做起。感到心情低落時，**就在腦海中想像自己按下副交感神經的開關**，光是這樣就能恢復冷靜。

也就是有意識地切換自律神經吧？但是，假如覺得遲遲無法切換的話，該怎麼辦呢？

若想得到更好的成效，我**建議的方法是走路**。如果可以的話，不妨先走出公司，花五到十分鐘的時間一邊慢慢呼吸，一邊專心散步。光是這樣就能提振副交感神經的運作，覺得放鬆許多，留在腦海中的職場煩心事消失，能夠乾淨俐落地轉換心情。

POINT

花五至十分鐘的時間，邊深呼吸邊散步。

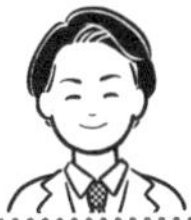

\習慣/ 走路

劇烈運動很可能會不小心打開交感神經的開關，若要恢復冷靜，走路是最適合的方法。悠閒地慢慢走，大腦將能進入名叫「預設模式網路」（Default Mode Network）的系統，營造出什麼都沒在想的無意識狀態。此外，走路還能改善全身的血液循環，解放緊繃的身體，讓人感到放鬆。

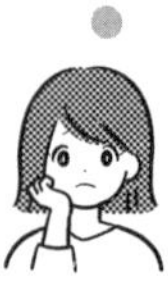

04 同梯的同事已經將工作完成，只有我大幅落後，好不安！

▼斬斷惡性循環，擺脫不愉快的情緒。

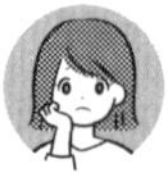

我在午休時間見到同梯的同事，對方說下週才截止的任務，他現在就已經完成了。我還沒做好，聽他這麼說之後，心中一直悶悶不樂。

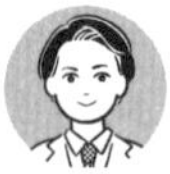

距離截止日期還有時間，你不必緊張。

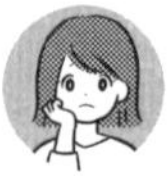

是這樣沒錯，但是當我一想到該不會只有自己的進度大幅落後，我就莫名心浮氣躁。

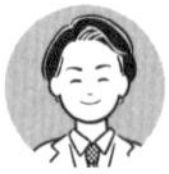

每個人都經常如此，會拿別人和自己比較而心慌。雖然只要別在意別人就好，但這很難辦到。

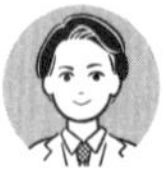

順便一問，你的任務為什麼還沒有完成呢？

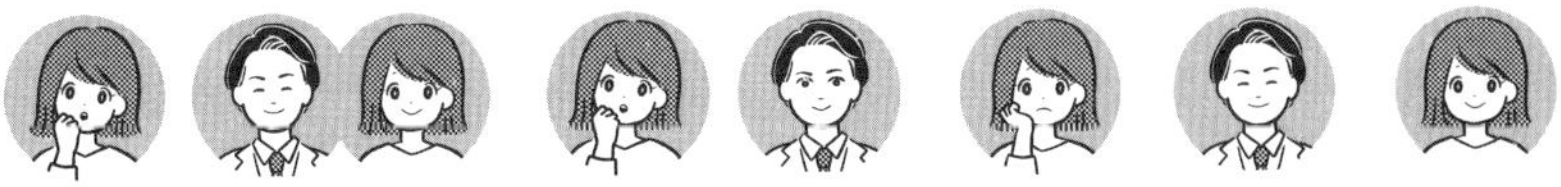

我會自己決定出優先次序，有其他的事情讓我覺得先做會比較好，所以我打算先做完那件事再來處理這項任務。

既然如此，就沒問題喔！你靠自己訂立計畫，決定好該做的事，然後勤勉地執行，完全不需要擔心。

可是，我就是忍不住會在意是不是只有自己落後了，也會在意別人怎麼看我。

看來你沒辦法擺脫那種悶悶不樂的情緒呢。對了，你認為在健康意識這方面，什麼才是最重要的呢？

咦？怎麼突然問這個？我想想……

應該是要吃好、睡好吧？

你說的當然很重要，不過我心目中最重要的健康意識是「**斬斷惡性循環***」。

斬斷惡性循環？

＊惡性循環

舉例來說，自律神經紊亂所導致的症狀包括肩膀痠痛、頭痛、失眠、便祕、免疫力低落、全身倦怠、暴躁易怒和專注力不長等等。當這些症狀有好幾個同時出現，甚至會構成自律神經失調。此外，罹患高血壓、糖尿病、腦部疾病、心臟病與憂鬱症等慢性病的風險也會變大。

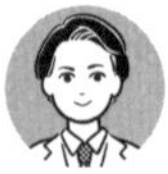

每個人都知道飲食和睡眠對健康有很大的影響，但遺憾的是就算意識到這一點，在忙碌的生活中，很少有人能做到飲食和睡眠都足夠完美。

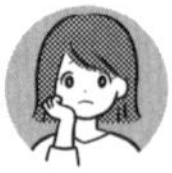

的確，即使知道飲食和睡眠對健康很重要，仍然因為工作忙碌而睡眠不足，或者是不小心暴飲暴食。

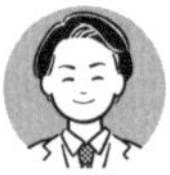

人並非十全十美，這是沒辦法的事情，偶爾也會疏於睡眠和運動，或是採取不健康的飲食方式。然而，這樣做很可能會是惡性循環的起因，最終引發疾病。首先，第一步是**察覺自己不健康的部分***，例如沒睡好，然後再來切斷惡性循環，這才是最重要的健康意識。

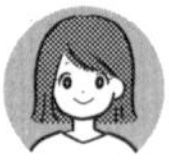

也就是不讓不健康的狀態持續下去！

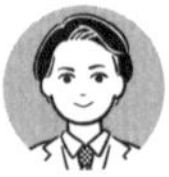

這在人際關係上也是同理。人際關係是自律神經的天敵，和別人比較又更會打亂自律神經的平衡。話雖如此，人卻是免

＊提醒你該斬斷惡性循環的不健康訊號

☑容易便祕或腹瀉	☑動不動就感冒
☑判斷力變差	☑腿部容易水腫
☑膚質粗糙，沒有改善	☑早上起床精神不濟
☑爬樓梯氣喘吁吁	☑睡眠很淺
☑有點憂鬱傾向	☑暴躁易怒
☑容易手腳冰冷	☑遲遲瘦不下來

不了會和別人比較的動物。因此，在你忍不住和別人比較之前，最好預先學習斬斷惡性循環的方法。

請務必傳授這個方法給我！

我建議你養成習慣，發現自己正在和別人比較時，就**要將這種情緒收進內心的「抽屜」**裡。

拿自己和別人比較所湧現的嫉妒心和自卑感，都要收進內心的抽屜裡。如果可以的話，最好還要在最後逼真地想像那些抽屜都上了鎖。只要把和人比較而生的負面情緒放進抽屜裡，就能斬斷惡性循環。

POINT

在心中想像抽屜，用來收起負面情緒。

解決莫名其妙的不安和疲倦

午休這樣過，重整自律神經

工作太忙，到了午休時間也焦慮得不敢休息時：

➡ **請以細嚼慢嚥和不過飽的方式吃午餐。**

當你想要安穩地度過午休時間：

➡ **專心吃每口飯，不邊做其他事。**

當你很在意午休時聽到的話語：

➡ **抱著「你不等於我」的想法。**

當你對早上挨上司罵感到介意時：

➡ **提起嘴角，露出微笑。**

休息後仍然無法轉換心情時：

➡ **花五至十分鐘，一邊慢慢呼吸一邊散步。**

擔心只有自己工作進度落後時：

➡ **將情緒收進內心的抽屜，並將它上鎖。**

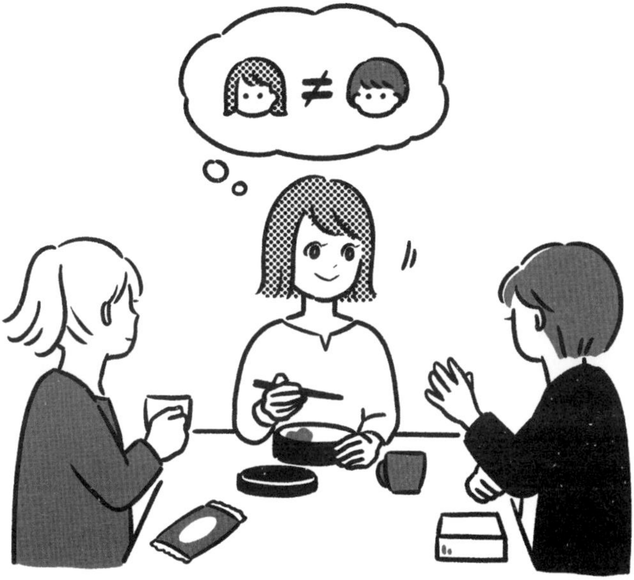

第4章

下午這樣過：先找人商量

自律神經紊亂者的午後

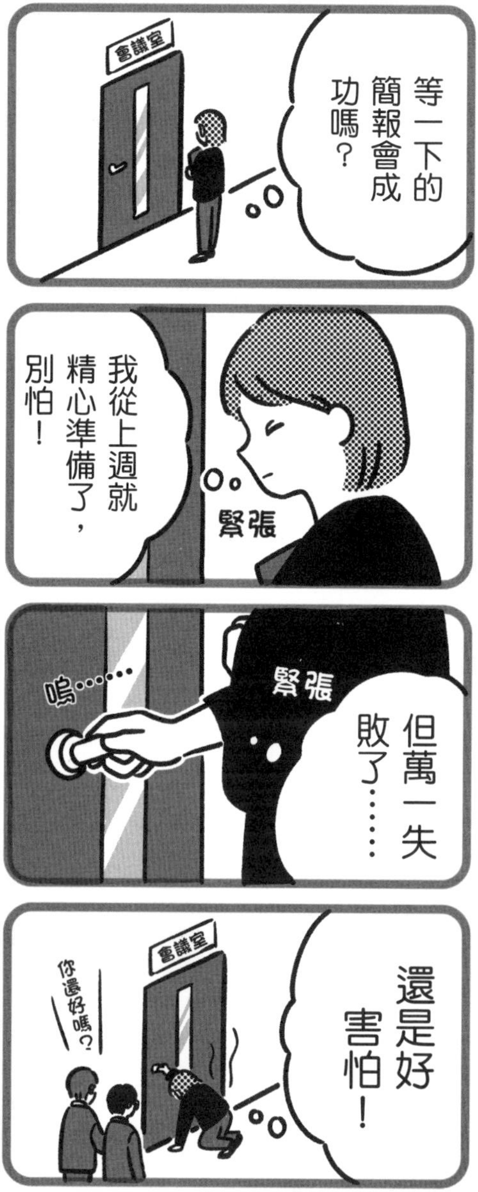
會議室
等一下的簡報會成功嗎？
我從上週就精心準備了，別怕！
緊張
嗚……
緊張
但萬一失敗了……
會議室
還是好害怕！
你還好嗎？

01 到了下午，想開始工作，但頭腦卻放空，無法專心。

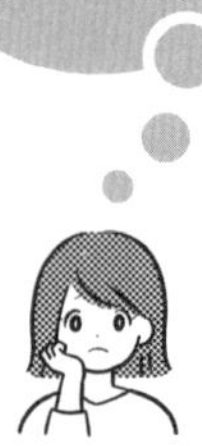

▼藉由和人溝通來提高交感神經的運作。

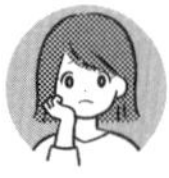

午休時間過後，我的腦袋都在放空，沒有辦法專心工作，好困擾！

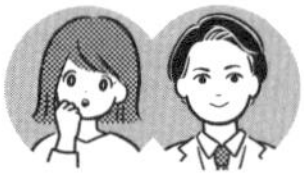

這或許是因為你午餐*吃太飽了。

經您這麼一說，當我去公司附近的義大利餐廳吃飯時，好像特別容易發呆。

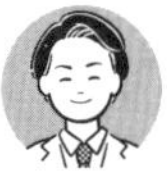

若要調節自律神經，偶爾享受美食也很重要。只是，外食時無法靠自己控制食物份量，所以有吃太飽的風險。請大家記得，吃了過量食物恐怕會分散注意力。

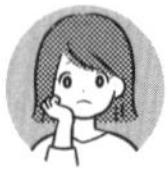

我會注意的。但是，我有時還是會想要靠外食來轉換心情。

＊吃太飽

以麵條或米飯等碳水化合物為主的餐點，具有急遽提升交感神經的作用。基於反作用，副交感神經會在飯後一口氣高亢起來，讓身體進入緊急煞車的狀態，感到疲倦和想睡覺。碳水化合物雖然是人體不可或缺的營養素，但我建議大量攝取碳水化合物的次數最好控制在一天一次。

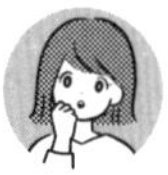

考慮到下午還要繼續工作，是不是不要在外面吃飯比較好呢？

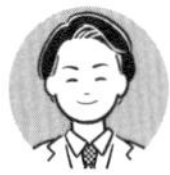

不，偶爾還是需要轉換一下心情。只要先學會在專注力中斷、提不起勁時該如何度過就好。

方法是什麼呢？我想知道！

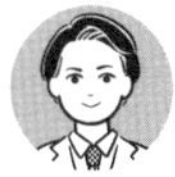

那方法就是，**抱著「午餐飯後的兩小時可以捨棄」的態度來度過**。

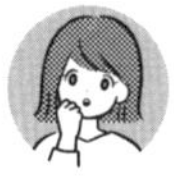

什麼？明明是上班時段，居然要當作「可以捨棄」，感覺會挨罵。

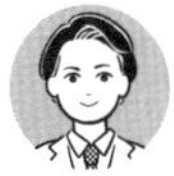

這不是在偷懶，而是為了更有效率地工作而捨棄它。在午餐飯後，身體會為了消化食物而消耗能量，血液不太能送到腦部，因此專注力會開始變得散漫或想睡覺。要是在這段時間內勉強自己工作，效率反而會變差。而且，總是繃緊心神，對自律神經反而不是好事。

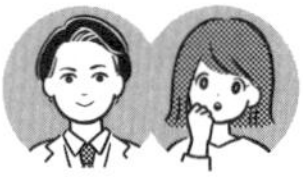

是這樣嗎？

人在專心的時候，交感神經*會保持高亢並分泌腎上腺素。但是，若長時間維持這種狀態，身心都會感到疲乏。從早上到傍晚一直百分之百專注是很累人的事，再說也不可能辦到，而且還會讓自律神經更加紊亂。

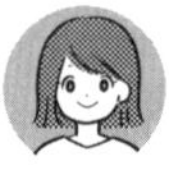

原來如此。為了拿出穩定的表現，要安排一段「可以捨棄」的時間。

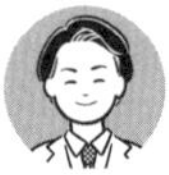

沒錯。徹底意識到這段「可以捨棄」的時間很重要。

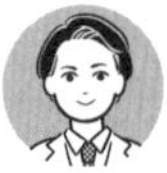

雖然我說可以捨棄，但也不是什麼都不做。**在飯後兩小時內，我建議大家用它來處理單純的作業**。不妨事先找出某些不必太專心也能做的瑣事，例如整理資料或整理桌面等，並且安排在可以捨棄的時段進行。將該做的事項一件件寫下來，決定要什麼時候處理並若無其事地完成，如此工作就會有進展。

＊交感神經與腎上腺素

當交感神經高亢時，神經傳導物質「多巴胺」會大量分泌，強化腦部的中樞神經，於是人體便會分泌神經傳導物質「腎上腺素」，提高專注力。然而，腎上腺素卻也會讓血小板的功效變得活躍，導致血液混濁。也有研究資料顯示這會讓人煩躁易怒。

原來如此。但是，我才剛開始上班，很難自己掌控時間和挑選工作內容。

如果是這樣的話，就稍微借助交感神經的功用吧！若要提起幹勁，就**先做自己覺得不太擅長的事情，藉此一點一點地提高交感神經**。

舉例來說，我建議你去找上司商量自己手上的案子。思考要商量的內容，和上司溝通能提高交感神經，讓自己更專注。

我會試試看。不過，我終究不能每天都找上司商量，您可以再傳授其他方法嗎？

坐在椅子上**做伸展操也很有效**。一邊有意識地呼吸，一邊向左向右各做十次，交感神經就會活躍起來。

POINT

保留一段可以捨棄的時間，或是坐在椅子上做伸展操。

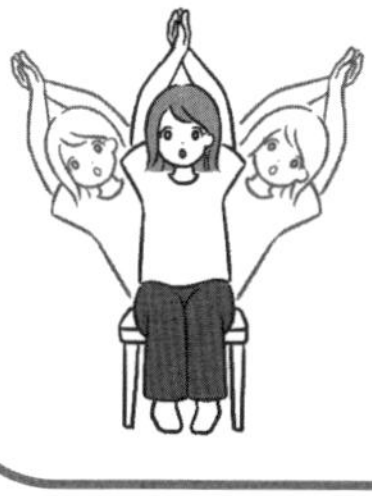

＼習慣／坐在椅子上做伸展操

坐在椅子上，雙臂舉高，手腕在頭上交叉，維持這個姿勢一邊吸氣，一邊將上半身向上伸展。接著，將身體向左向右傾倒。一邊意識著呼吸，同時將上半身向左向右各傾倒十次，交感神經就會變得活躍。

02 簡報不知道會不會成功，我好緊張！

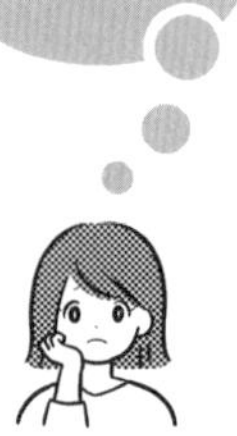

只留下一絲緊張，讓精神更游刃有餘。

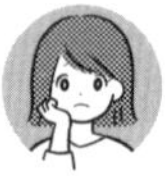

在進行重要的簡報之前，我總是緊張得心臟狂跳。下週預計要向客戶做簡報，我很擔心會不會順利。

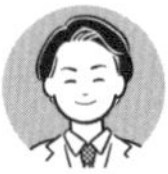

緊張並不是壞事。因為想傳達給對方了解，認真對待事物並努力準備，所以才會產生不想失敗的心情，因而兢兢業業。假如態度很隨便，也不做好萬全的準備，說到底是不會產生緊張感的。

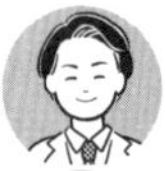

而且，無論是誰，要在大庭廣眾面前說話都會緊張。我自己要對一大群觀眾演講之前，也會擔心講得不好而心臟怦怦跳。年輕時，我甚至還會在手心寫個「人」字吞下去呢！

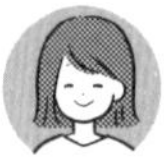

那個方法我聽過，是個能夠緩和緊張的魔法。

這乍看之下只是求心安的魔法，但是從自律神經的觀點來看，這是個很有效的方法喔！

是這樣嗎？

攤開手掌並撐大是有意義的。我們在緊張時會下意識抓住東西或是緊握手心，而緊握手心會提高交感神經的運作，導致緊張感更加強烈。這時，將手掌攤開能夠提高副交感神經的運作，讓自律神經找回平衡。

原來如此。我下次要做簡報之前會試試看！

除此之外，還有其他能巧妙克服做簡報的方法嗎？

訣竅在於徹底拿出現有的實力。為此，我們在正式上場時仍然要借重自律神經。

借重自律神經嗎？只要拉高副交感神經的運作，壓下交感神經就行了嗎？

＼習慣／ 攤開並撐大手掌

手掌上有好幾個能夠調節自律神經的穴道。攤開並撐大手掌能刺激那些穴道，提高副交感神經的運作。訣竅是張開五根手指，撐大到快要彎向手背的程度。

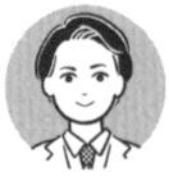

那樣做反而會進入放鬆模式，失去專注力，使那場簡報變得完全沒有震撼力。為了在正式上場時穩定發揮九成以上的功力，要留下一絲緊張。維持在適度的緊張狀態，同時在精神上保有餘裕才是關鍵。

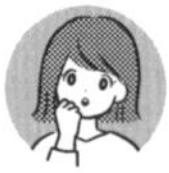

要留下一絲緊張，同時還保持從容感覺好困難！該怎麼做才好？

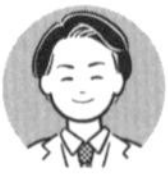

在一瞬間內將注意力轉移到其他的事物上面，內心自然就會冷靜下來，並且能同時保有剛剛好的緊繃感和精神上的餘力。

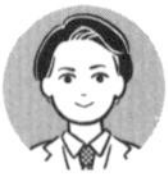

比方說，**我踏進簡報會場後會尋找掛在牆上的時鐘**，如果沒有時鐘，就數一數戴眼鏡的觀眾有多少人。光是花一點點時間專注在其他的事情上面，就能夠擺脫極度緊張的情緒，重整心情。

要營造精神上的餘力意外簡單呢！

此外，**長期來說，每天都進行相同的固定計劃也很重要**。那些必須在正式上場時拿出最佳表現的一流運動員，在比賽前或重要場合上都會堅持重複相同的舉止。從平時就精準地做到相同動作，無論面臨什麼場合都能以平常心面對，發揮所有功力。

橄欖球選手五郎丸步先生，以及棒球選手鈴木一朗的動作，都是在借重自律神經呢！

沒錯。不過，要養成固定計劃必須累積經驗才行。在職場上，會場突然變更、或上場做簡報的順序調動等預料之外的事經常發生。經驗尚淺時，會過於意識到要遵守計劃而手忙腳亂，打亂了心情。所以不要著急，要邊累積經驗邊養成固定計劃。

POINT

張開並撐大手掌，或是花一小段時間專注在其他事情上。

＼習慣／ 養成固定計劃

運動選手在有賽事時的固定計劃雖然可以作為參考，但在日常生活中養成自己的固定計劃很重要，例如起床時間、早餐的餐點和上班的方式等。在自律神經亂掉時，會更容易找出造成不適的原因為何。

03

我不確定自己工作的方式對不對，但是上司看起來很忙，不方便找他商量。

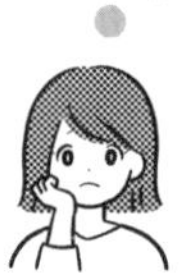

▼ **總之先商量再說，不要浪費時間和精力。**

我正在寫企劃書，但總覺得方向好像偏了。

你好不容易想出企劃案，萬一最根本的概念和方向有所差錯，就會產出完全不對的成品。我想，你還是盡早因應比較好。

上司散發出很忙的氛圍，所以我就想完成後再找他商量比較好，再說企劃書也還不夠精練。

我覺得你似乎被沒有根據的不安困住了。正因為你還年輕，偶爾也必須具備「沒來由的自信」。

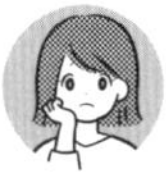

可是，要是打從一開始就每件事都要問人，別人恐怕會覺得我是個不從零開始教就不會做事的傢伙……

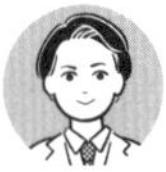

你是不是太在意「不能失敗」呢？不懂就問並不丟臉，也不是壞事。

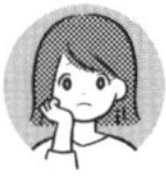

或許是這樣沒錯……

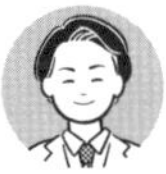

你似乎遲遲不敢踏出一步呢。人有時候要靠自己反覆嘗試才能成長，但若抱著不安的情緒做事，就會先把自己的感受和思考擺一邊，在意一般常識和別人的眼光。

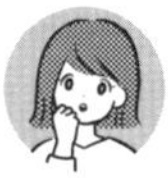

我的確很在意上司和同事的目光，我以為這是個性使然，但原來不安尤其會讓人有這種傾向。

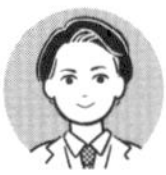

那種沒來由的不安會製造多餘的浪費，奪走你的時間和精力。當你懷疑哪裡出了錯，產生沒來由的不安時，更應該找上司商量，找出明確的問題所在。

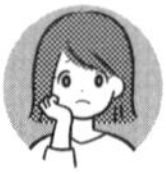

我也覺得盡快找人商量最理想，但在搞不清楚狀況時找人商量會讓我緊張。一想到會造成對方的困擾或是讓他傻眼，我就不想去商量了。

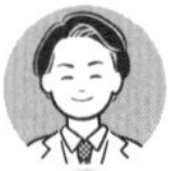

我覺得你可以不要想得那麼困難。對發派給自己的事務抱著責任感，覺得別人對自己有所期望而亂了陣腳，結果變得比平常更不安，這種事誰都會遇到。

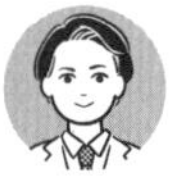

重點在於，**要有意識地先挑選讓自己不安或討厭的事情去做**，這樣的選擇最終會是正確的。

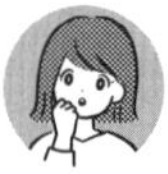

要先從討厭的事情著手嗎？

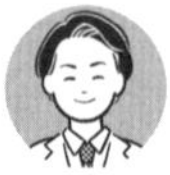

對，當你沒有自信、迷惘或不安的時候，更要特地先商量再做。這樣一來，無論面對多麼困難的工作都能找到解決方法。此外，克服它之後，將會產生堅不可摧的自信。

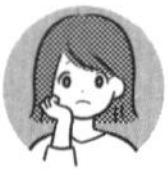

我以為，要是不靠自己的力量去克服，就無法產生自信。

當你在工作上感到迷惘或不安時，正面迎擊並跨越難關的經驗將能為你培養自信。這個情況下，你不必只靠自己一個人的力量去闖，學習如何仰賴別人也是一種能力。此外，從上司的角度來看，當你遇到讓你迷惘和不安的內容，他會希望你盡早商量。

我會記得先商量再說。只是，我在找人商量之前會緊張，有方法能讓內心冷靜下來嗎？

當你感到不安或迷惘時，**請輕敲臉部讓自己冷靜下來**。這樣做能調節自律神經，讓身心都放鬆，恢復冷靜並做出正確的選擇。

POINT

輕敲臉部讓心冷靜，然後找人商量。

\習慣/ 輕敲臉部

當你處於緊張狀態或心情低落時，不妨用指尖有節奏地輕敲自己的臉，讓心情沉穩下來，變得正向積極。這個方法曾被美軍用來治療士兵的 PTSD（創傷後壓力症候群），是有實績的療法。

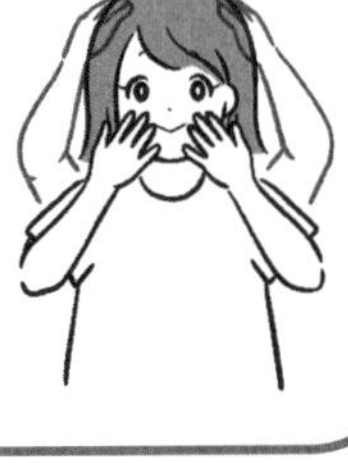

04

公司讓我負責新的業務，機會難得，我心想一定要達成他們的期望。

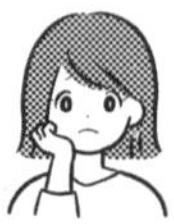

▼享受壓力，讓心更有餘力。

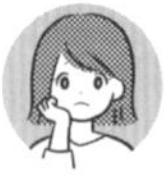

我被選為新專案的組員了，既然公司特別選擇我，我得滿足他們的期望才行，好緊張！

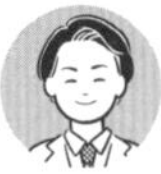

你真棒呢！看樣子是一件很重要的專案，請你務必帶著玩心去做。

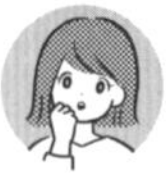

玩心？怎麼能這樣呢？應該要認真做才行。

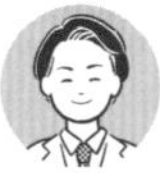

我的意思是，抱著像在解題的樂趣，去做人家交給你的課題。就像在玩拼圖或挑戰高難度遊戲一樣，用興奮雀躍的態度去解決問題。

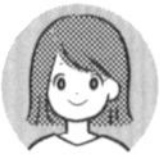

像在玩拼圖一樣？

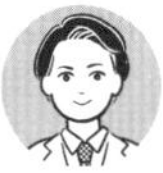

當你接到的任務越是重大，壓力也越大，有時候甚至會被壓力壓垮，去享受這股壓力是很重要的。

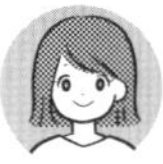

原來如此。我覺得自己好像能夠積極以對了。

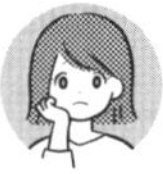

不過，我之所以感到不安，是因為這是我第一次接到這樣的業務，很擔心會出錯。

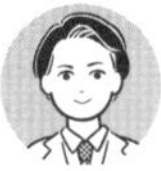

雖然要視錯誤的嚴重度而定，但把工作交付給你的人應該會期待你全力以赴，就算多少有點失敗也無妨。

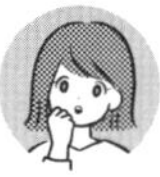

您的意思是，就算工作做得不完美，仍然算是回應了對方的期望嗎？

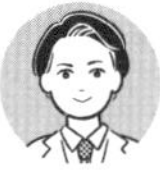

面對初次經手的業務，能學到如何面對自己承受的壓力*最重要。因為如果沒能和壓力巧妙相處，不僅會犯下單純的錯誤，往往還會重蹈覆轍。唯有培養內心的餘力，才能將工作做得完美。

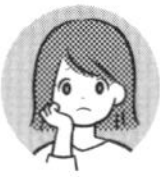

畢竟壓力會讓人的內心失去從容嘛！

＊如何面對壓力

感受到壓力時，要對自己當下的狀態有自覺，冷靜觀察自己有什麼反應。在心中想像一位播報員或球評，像在轉播賽事般實況報導自己的狀況也很有效。

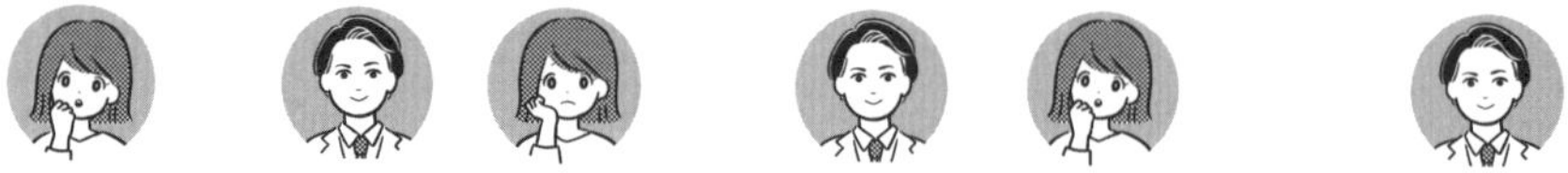

沒錯。被委以重要的專案之後有很多事要學習，還要花許多時間準備。在這過程中，一旦在準備時將發條上得太緊，壓力就會越來越大，導致內心喪失餘力和安心感，犯下單純的失誤。

該怎麼做，才能不敗給壓力呢？

一直心想「我絕對不能出錯」並非好事。既然要透過初次經手的工作來累積經驗，第一步是為此全力準備，學習也很重要。要是什麼都沒有準備卻追求完美，就只是在空轉而已。越追求做得完美，就越會過度緊繃，犯下一連串意想不到的失誤。

用平常心去面對最重要。對病人來說，外科手術只有一次，醫師不容出錯。在肩負病人性命的壓力下，為了將自己的能力發揮到極致，平常心相當重要。

要怎麼做，才能時時刻刻保持冷靜呢？

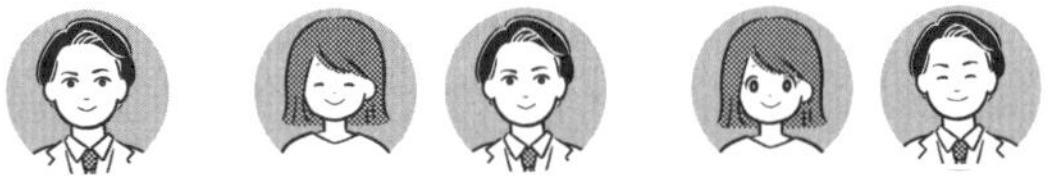

某種程度來說，是透過累積經驗，自己找到方法。為此，要抱著玩心來面對壓力，積極地去挑戰。

也就是說，先正面去挑戰並累積經驗是很重要的。

對了，你從剛才開始就一直握緊拳頭，難道不是因為太過努力了嗎？

啊，真的耶！我都沒發現！

拇指用力會導致交感神經變高。人在感到不安或緊張的情境下會緊握拳頭，尤其是如果把大拇指夾在拳頭裡，副交感神經將會降低，容易過度感受到壓力。**面對大型業務時，別忘了張開手，讓大拇指放鬆**。

POINT

張開手，讓大拇指放鬆。

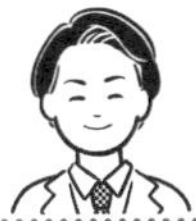

\習慣/ 讓大拇指放鬆

據說，打高爾夫球握著球桿時，要是拇指用力的話就無法順利運用全身的力量，導致球路不穩定。可能的原因是這樣做會導致大拇指血液循環不佳，降低副交感神經的運作。

05 回過神來，才發現要做的事情太多，每天都被工作追著跑，好累喔！

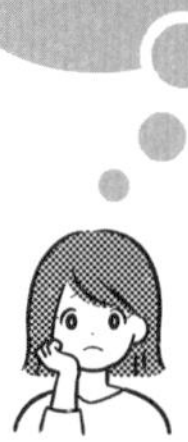

吃一口巧克力，藉此提高專注力。

我每天都被工作追著跑，覺得又忙又累。回過神來才發現工作量太多，為此困惑。

有時候，我們接到工作時會幹勁十足，但回過神來才發現自己已經被工作追著跑。不過，只是困惑的話，應該沒辦法完成那麼多工作。

那麼要不要把**巧克力含在嘴巴裡**，藉此來調理自律神經的平衡呢？

吃了巧克力之後，就能重整自律神經嗎？

\習慣/ 吃巧克力

巧克力含有許多可可，購買時請挑選不那麼甜的產品。此外，我還推薦吃堅果當成在辦公室的零食。它含有豐富的膳食纖維、維他命、礦物質及大量的Omega-3脂肪酸，對預防肥胖很有效。

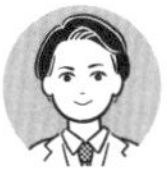

眼前有大量工作時，交感神經的運作會飆得很高，這本身並不是壞事，而且若同時提高副交感神經的運作，自律神經就達成平衡，能夠兼顧爆發力與精準度，也兼顧專注力和冷靜。

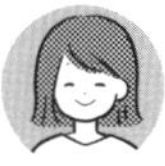

吃一口巧克力，胃腸就會開始蠕動，促進副交感神經運作對吧？

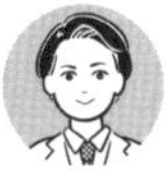

不只是這樣而已。巧克力的主要成分可可具有改善血液循環的功效，還含有具鎮定作用的可可鹼。巧克力是最適合用來活化副交感神經的零食。

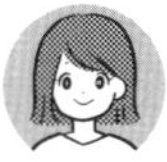

原來如此，居然只要吃巧克力就好，真是太方便了！

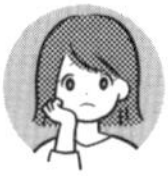

只是，光是吃巧克力，工作量也不會減少。我接到的工作實在太多，很擔心無法在期限內完成。

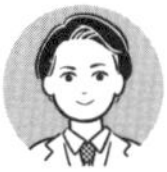

掌握自己能做完的工作量是很重要的。既然你判斷工作可能無法如期做完，不是應該立刻找上司商量嗎？

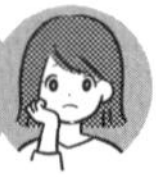

您說的對，但是……

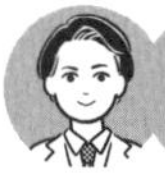

看你這副僵硬的表情，似乎無法輕易應付得來呢。要不要先試著從**擠出笑容**做起呢？這樣子將能冷靜地下判斷喔！

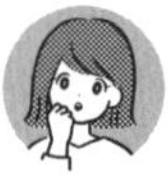

擠出笑容具有那種效果嗎？

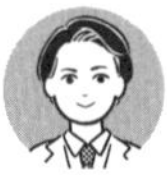

全身的緊繃程度會寫在臉上，透過臉部表情呈現出來，例如雙眉皺起或緊咬牙關等。維持一張僵硬的表情會讓自律神經紊亂，無法冷靜做出判斷。

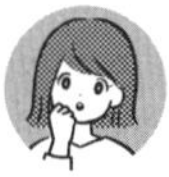

原來是這樣。就算不是真的感到開心或好笑，也只要擠出笑容就好嗎？

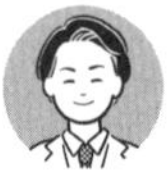

其實，**自律神經具有很好欺騙的性質**。自然地露出微笑當然很棒，但是不必勉強自己大笑，只要刻意揚起嘴角，表情肌就會放鬆，讓血液循環變好，使副交感神經占優勢。

嘴角上揚並露出笑容很重要呢！

\習慣/ 擠出笑容

紐西蘭是橄欖球王國，他們的頂尖球員中，有選手會在踢守門員開球前依照慣例露出賊笑。他們並非真的在笑，但做出這樣的舉動在面臨緊張的場合是有道理的。此外，洛杉磯天使隊的大谷翔平選手也經常在打擊區和投手丘上做出張口的動作，這應該也是為了舒緩表情肌，讓自己冷靜下來。

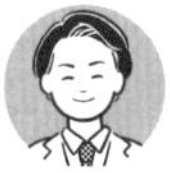

是的，就是這個表情。臉部的表情肌上有許多能提高副交感神經運作的開關，在不安或緊張的場合，或是猶豫不決的時候，人的表情會變得僵硬，這是自律神經紊亂的警訊。遇到這種情況，更應該**鬆開牙根，揚起嘴角，轉轉眼球**來舒緩表情肌。

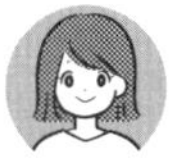

人的臉也會緊張呢！

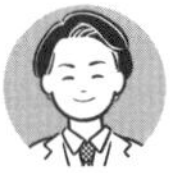

對。當我遇到緊張的情境，或是察覺自己判斷力變得遲鈍時，除了刻意露出笑容之外還會做**臉部運動操**，用舌頭在嘴巴裡沿著法令紋滑動，藉此舒緩僵硬的臉部。如此調節自律神經能讓血液確實送到腦部，恢復沉穩。

POINT

刻意擠出笑容，緩和臉部的緊繃。

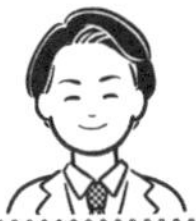

\習慣/ 臉部運動操

用舌頭在口中沿著法令紋移動到下巴，左右各繞三大圈，光是如此就能改善口輪匝肌的血液循環。只要戴上口罩，隨時隨地都能做這個臉部運動操。

06

客戶的窗口搞錯面談的日期和時間，害我的預定計畫亂掉了，有夠煩！

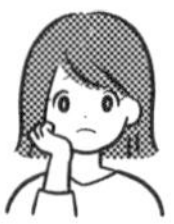

▼**預先設想到更多意外，預防自己生氣。**

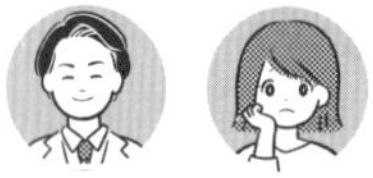

我本來有一場很重要的面談，整個上午都在拚命準備，但對方的負責人居然弄錯日期，氣死我了！

即使原因出在對方身上，但是生氣會讓自己的自律神經大亂。

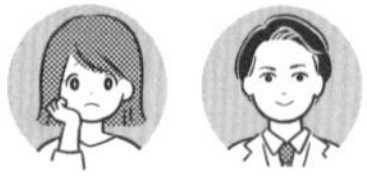

要是對對方產生怒氣，自律神經會亂掉，血液循環惡化，連血液都變得黏稠。

啊，我想起來了……不過，為了那場面談，我可是把其他事情延後，都在準備耶！

自己的預定計畫因為對方的關係而被迫變更，這的確讓人很難受。不過，一旦對對方產生怒氣，反而會使自己的狀態失常*。

怎麼這樣！不僅心情很不爽，居然連自己的自律神經都會亂掉，甚至連狀況也失常，這讓我覺得自己虧大了！

這很吃虧。一旦你意識到自律神經，將察覺憤怒甚至會影響自己的狀態，最終吃虧的還是自己。這樣的體悟最重要。

對了，你有確實告知自己的行程嗎？

我有寫電子郵件給對方，告知是「下週三的三點」。

你必須多花點心思簡單易懂地傳達日期、時間和地點。你不妨寫得更詳細一點，例如「○月○日（週三）下午三點」。此外，在面談前一天寫郵件或打電話再次確認或許也不錯。**為了預防意外狀況發生，我經常反覆多次確認**，就算對方嫌我煩也不在乎。

＊怒氣會讓自己的狀態失常

憤怒就是處於備戰狀態，對腸胃而言不是適合消化食物的時候。於是，沒被吸收的養分殘留在腸道內，腐敗的養分會產生毒素，導致腸道環境惡化。當腸道環境惡劣，蠕動就不順利而導致便祕。有人做過研究，不懂得控制怒氣的人會經常便祕。

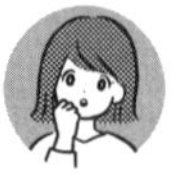

您是說要事先做好準備，以防任何意外發生嗎？

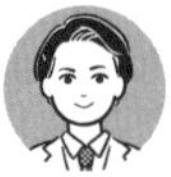

發生意料之外的事情時，人會感到煩躁和著急。為了不讓心情在意外發生時受到動搖，我會事先預想到更多狀況。先拉起防線以免怒氣湧上是很重要的。

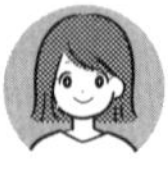

的確如此。這次是因為我沒有預料到對方居然會搞錯時間，所以才會為此心浮氣躁。

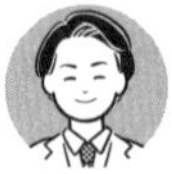

大家可能會覺得我這樣做很任性，但**我所做的準備全都是為了自己**。這是我個人未雨綢繆的祕訣，不讓自己在意外狀況發生時陷入慌亂或焦躁，以免打亂自律神經。

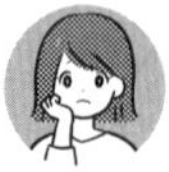

我總覺得，要想像可能發生的狀況好困難。

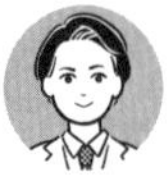

要靠自己一個人實踐很難吧？這時，只要假裝你是自己的教練*，就會比想像中更順利喔！

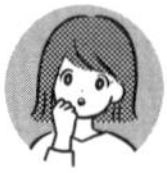

假裝我是自己的教練？

＊假裝你是自己的教練

教練的職責是預測接下來的走向，讓選手（自己）做好萬全的準備，預估採取行動的時機，以及在成績不佳時也不氣餒，讓選手重新振作。別忘了要有意識地和內心的教練對話，讓自己在快要被壓力吞噬時冷靜下來。

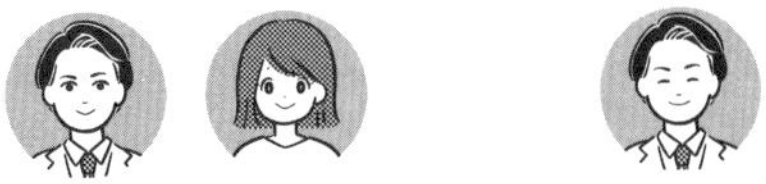

對。要養成習慣去思考，若自己是選手，另一個自己是教練，這個教練會怎麼敦促自己呢？訂定計畫，並且在危機來臨時給自己建議，告訴自己該怎麼辦才好。大家心中要擁有這種從教練角度出發的視角。

也就是能夠客觀地看待自己對吧？說要客觀看待感覺很困難，但想像有教練看著自己好像辦得到。

這時，**教練最重要的職責是預測接下來會發生什麼樣的狀況**，腦海中事先設想到最壞的情況，並準備對策。在自己心中塑造一位冷靜沉著的教練角色，即使發生沒預料到的意外狀況，也不會為此自亂陣腳，結果就是有助於讓自己維持在良好的狀態。

POINT

假裝你是自己的教練，培養想像可能發生之事的習慣。

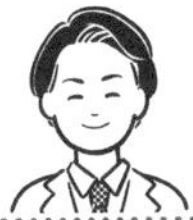

解決莫名其妙的
不安和疲倦

下午這樣過，重整自律神經

腦袋放空，無法專心工作時：

➡ **乾脆捨棄那段時間，選擇處理單純的作業。**

遲遲無法「換檔」時：

➡ **坐在椅子上做伸展操。**

在做簡報前緊張到心跳加速時：

➡ **張開手掌並伸長手指，尋找掛鐘來放鬆心情。**

心裡莫名不安，不方便找人商量時：

➡ **用手指輕敲臉部，讓心靜下來。**

對過多的工作量感到困惑時：

➡ **吃一口巧克力。**

工作做不完的時候：

➡ **硬是擠出笑容，做出冷靜判斷。**

發生預料外的狀況，陷入混亂時：

➡ **扮演自己的教練，預測接下來的走向。**

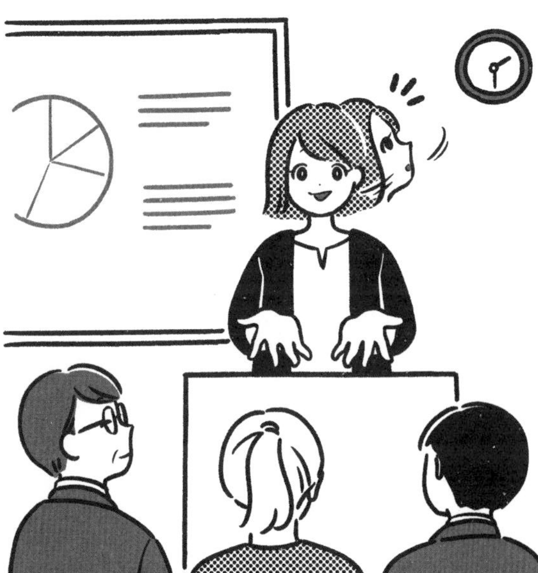

第5章

傍晚這樣做：果斷拒絕

自律神經紊亂者的傍晚

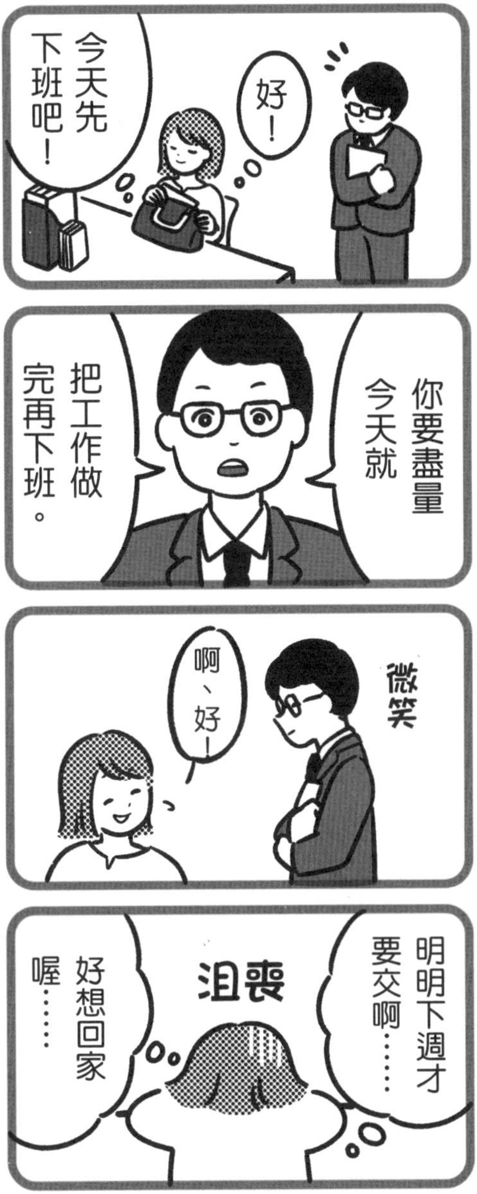

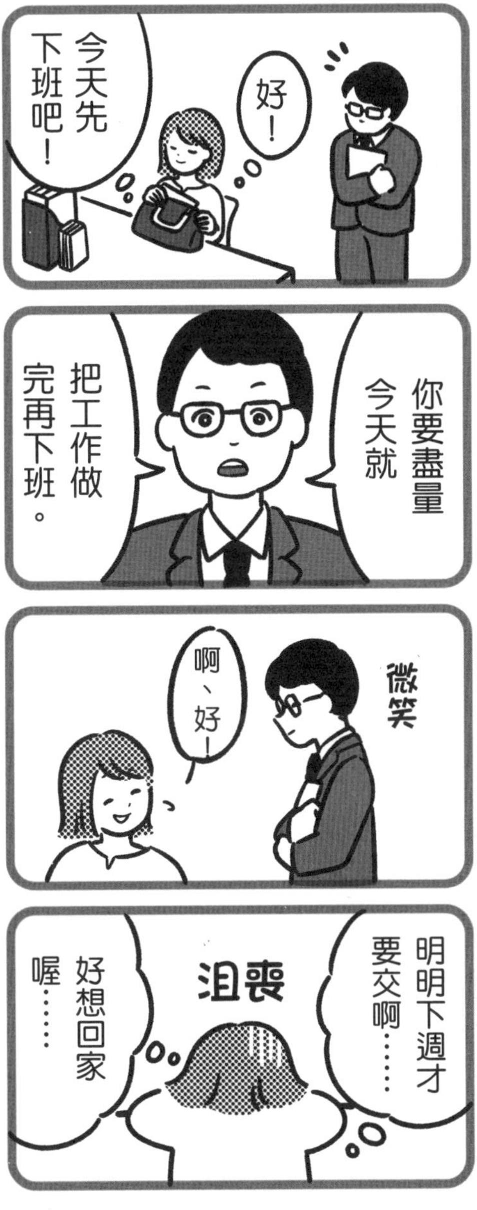

01 同事邀請我一起去吃飯，大家好像都會去，我也要參加才行！

▼**每個人都有「人見人愛」的欲求。**

同梯的同事要一起去吃飯，邀請我一起去，但我隔天早上要做簡報，要是出席聚餐感覺會很累，而且我前一天晚上還要練習做簡報，很猶豫該怎麼辦才好。

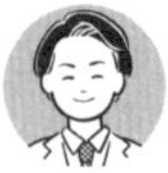

既然很可能會影響到隔天的工作，我認為最好拒絕。

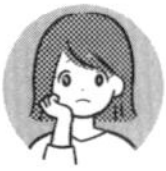

對吧？雖然我想拒絕，但好像所有人都會參加，所以我在想是不是去一下會比較好？

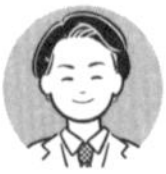

看來你很迷惘呢！沒意願參加卻收到邀約，真是讓人猶豫到底要去還是不去。

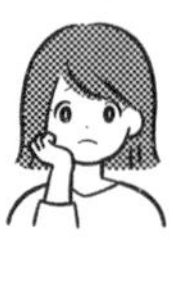

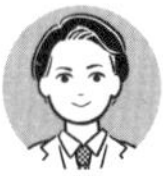

之所以猶豫是因為牽涉到各種感受，包括想要人見人愛的欲求、當天的身體狀況、有無嫉妒心、與出席者的人際關係、和邀約人是否友好等等，所以很難下決定。

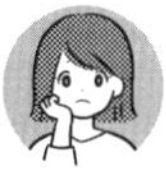

真的。我雖然很擔心隔天的身體狀況，但另一方面也很怕拒絕邀約會讓人覺得「我很難相處」。雖然我明知要人見人愛根本不可能……

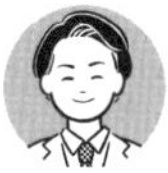

每個人都有著想要人見人愛的欲求。對你來說，如果「不希望別人覺得自己難相處」的感受最強烈，選擇參加聚餐會比較好喔！

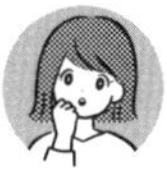

您是說，即使隔天早上就要做重要的簡報，最好還是要出席聚餐嗎？

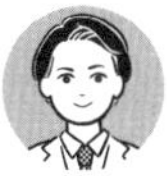

即使參加聚餐或酒宴*讓你很累，但「不讓人覺得自己難相處」的目的已經確實達成。人只要意識到目的，當下承受的壓力就會變小。

＊喝酒與自律神經的關係

喝酒會刺激交感神經，使副交感神經的運作停滯，腸道的蠕動變差，降低睡眠品質。身體不舒服時，請不要喝酒。有方法能降低喝酒帶來的負擔，亦即交互飲用同量的水。這樣做不僅能夠補充用來分解酒精的水分，避免脫水，還能降低血液循環惡化的程度，預防宿醉。

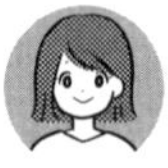

要釐清自己心中的目的是什麼，再來出席餐會對吧？

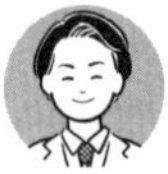

沒錯。關鍵在於要意識到「猶豫」對自律神經不好。為此，**你不妨劃下一條分界線，假如說得出出席聚餐的目的就去參加，說不出來的話就不去。**

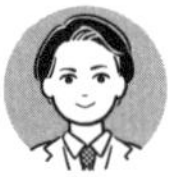

此外，你還必須**在短時間內分辨餐會出席者對你的自律神經而言是有益還是有害**。

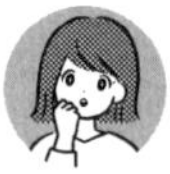

意思是，自律神經會因為跟誰在一起而達成平衡或變亂嗎？

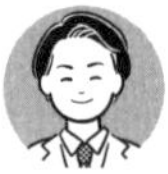

在一起的對象會對自律神經造成很大的影響喔！和能自在相處的人、讓你積極向上的人或令你心懷感謝的人在一起，對你的自律神經有益。相反地，愛講負面話題，在一起時會讓你變得消極的人，對自律神經有害無益。剛開始時你或許會判斷*錯誤，但傾聽自己的心聲，分辨對自律神經有益或無益的對象十分重要。

＊判斷的方法

要相信自己的直覺。直覺可說是根據自己腦海中龐大的記憶庫，以及反覆累積的經驗值所導出的結論，遵從這種下意識的心聲往往是正確的。

POINT

釐清目的，斷絕猶豫。

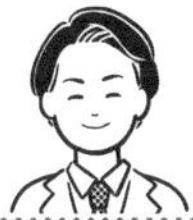

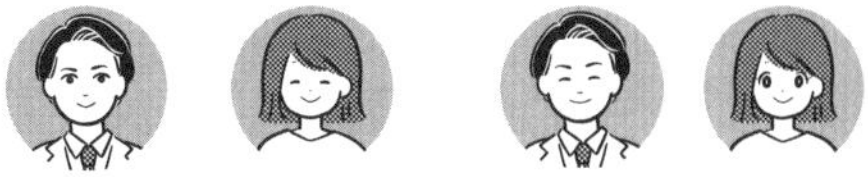

先釐清目的，然後思考出席者對自己來說有益或無益……

好，我決定這次要參加和同事的聚餐！

請盡情享受吧！此外，假如你今後得出「不參加」的結論，最好別採用婉轉的拒絕方式，也不要一直拖著不回覆*，而是要明確傳達「不參加」。

交給自律神經來判斷的話，感覺好像能果斷拒絕。

即使考慮到目的和出席者，還是難免會猶豫是否參加，在這時候**清楚回答「好，我要參加」**也是個方法，用這句話接受邀約能徹底斷絕猶豫，讓自律神經保持平衡。此外，有時候雖然沒興致去聚餐，但去了之後，偶爾會覺得比想像中開心喔！

＊不要拖著不回覆

不清楚回答或拖著不回覆會讓人煩惱不已，打亂自律神經的平衡，而且還很浪費時間。與其拖著不回覆，導致工作表現變差，不如當下立刻給答案。

02

公司要大家再多加點班，如果我不留下來的話，搞不好會影響到考績。

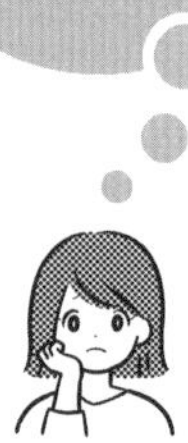

為了高效工作，要完全切換ON和OFF。

當我想要下班回家的時候，公司的人說：「你已經要下班了？留下來一起做事啦！」結果加班的日子變多，讓我很傷腦筋。

還是菜鳥的時候，想要自己掌控行程特別困難。這讓我想起，我在英國和愛爾蘭的大學附設醫院留學時，打從第一天就被迫過著沒時間睡飽的嚴苛生活。

大家都是這樣走過來的呢！

某天我發現，有些大學教授肩負同樣繁重的業務卻游刃有餘，每次都拿出高水準的工作成果。

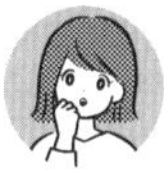

這麼說來，我身邊的老鳥們工作量明明比我還多，卻有很多人不必加班，是不是有什麼祕訣？

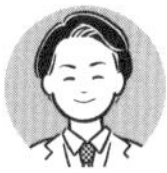

我觀察那些大學教授，試著找出原因，便發現**他們很擅長切換ON和OFF**＊。到了OFF時間，他們會徹底拒絕和工作扯上關係，也不會去想工作的事。

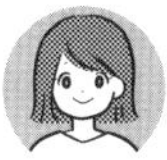

這樣嗎？原來他們會適時調整鬆緊度來工作啊！

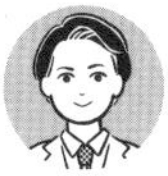

對。但是，仍舊有很多公司的風氣和文化認為埋頭工作才是王道。這是因為在從前的時代，人們認為將所有時間用來工作是種美德，電視上甚至有能量飲料的廣告口號是：「你能持續工作二十四小時嗎？」

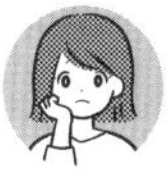

我覺得我的公司也留有這種風氣。

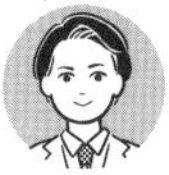

直到現在，仍然有人無法拒絕上司的指示，在公司加班到很晚，或是無償把工作帶回家做。

＊切換 ON 和 OFF

藉由切換 ON 和 OFF 來調整自身狀況的方法因人而異，擁有適合自己的方法才是關鍵。要是過度切換到 OFF，有時反而會打亂步調，在收假時很難順利進入工作模式。請大家掌握自己的步調，找出切換 ON 與 OFF 的最佳方式。

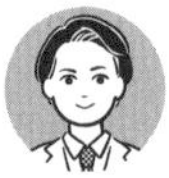

不過，從自律神經的觀點來看，傍晚起是副交感神經取得優勢的時段，亦即進入放鬆模式，做起事來往往拖拖拉拉，即使用來工作，也很難算是有效率。因此，我建議你成為「工作人」。

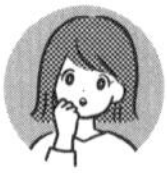

咦？工作人？這不是矛盾嗎？

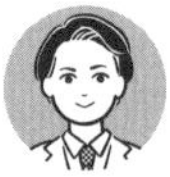

成為「工作人」是指學會切換ＯＮ和ＯＦＦ，以便在工作上拿出高水準的表現。能夠將頭腦切換到ＯＦＦ的人懂得「休息也是工作」的觀念，**他們隨時都意識到，完全遠離工作，讓身心休息並盡情玩樂也是為了工作。**

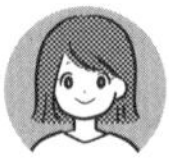

休息也是為了工作……意識到這一點的人，的確可說是「工作人」呢！

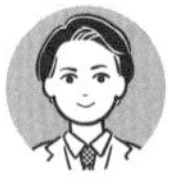

老是拖拖拉拉，到了ＯＦＦ時間才要工作，或是把工作帶進私生活的人會筋疲力盡，結果是工作量無法減少，品質還會下降。這是自律神經紊亂所帶來的惡性循環，不僅影響工作成果，還有害健康。

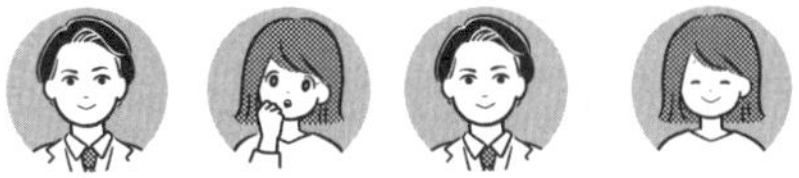

「為了工作而休息」真是件好事呢！

話雖如此，對年輕族群來說，要拒絕加班並不容易。遇到這種狀況，要先讓心冷靜下來，並且找人商量。

被人交付工作時會很著急，要讓心冷靜下來很困難耶！有什麼方法嗎？

有一個穴道叫做外關穴，只要一邊吐氣，一邊按壓五秒鐘即可。這個穴道能有效緩和緊張和壓力，按壓它能提高副交感神經的運作，找回冷靜沉著的心。在這之後，應該就能沉穩地說出：「今天先不加班，明天白天倒是能做。」

POINT

邊吐氣邊按壓穴道，讓心冷靜下來，再找人商量。

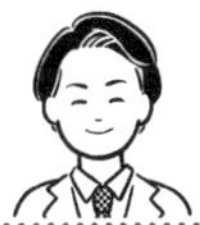

\習慣/ 按壓外關穴

將手腕向外翻，手背根部會出現皺摺，外關穴就位於前臂背側上由皺摺往下三根手指粗的位置。這是個能有效緩和緊張和壓力的穴道，用另一隻手的大拇指按壓它五秒鐘，就能促進副交感神經運作。

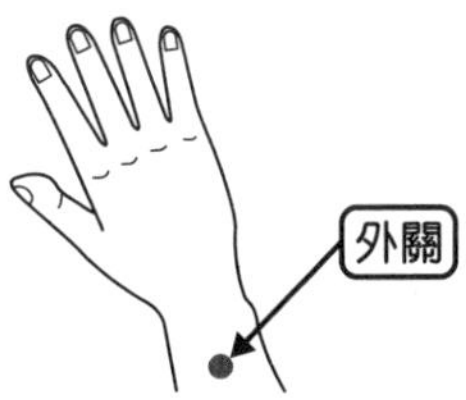

03 同事說他今晚有事，要我幫他代班。

掌握自己的壓力類型。

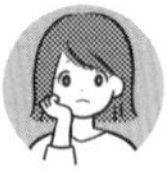

同部門的同事每次有事就會「拜託我幫他代班」，我看他好像很困擾的樣子，雖然想要幫他，但是我也有自己的事情要處理，每次都會很猶豫到底要答應還是拒絕，結果最後還是點頭了。

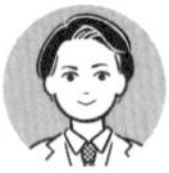

因為每個人都有欲望，想要受人歡迎，在別人面前當個好人。這種欲望可能會形成壓力，打亂自律神經。

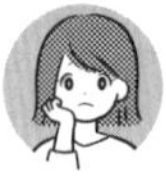

說得也是……雖然我提不起勇氣拒絕，但還是只能果斷拒絕吧？

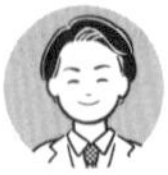

拒絕不一定是正確答案喔！你要注意的重點是，有些人即使為了討人喜歡而做事，也不太會感受到壓力。

在什麼狀況下會感受到壓力其實見仁見智，不同類型的人就不一樣。對左表中類型 D 的人來說，要他自我主張比較有壓力，但若要求類型 A 的人不自我主張，則會讓他感到痛苦。至於類型 B 和類型 C 的人要慎重考量何時該自我主張，何時該壓抑自我。請大家配合自己的類型，達到無壓力。

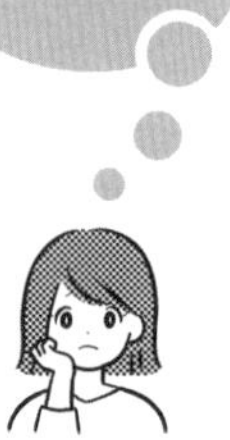

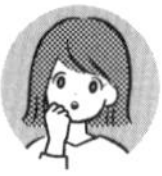

您是說，即使採取相同行動，有些人會感受到壓力，但有些人不會嗎？

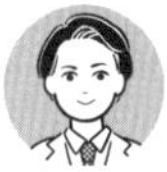

我的意思是，**視個人和狀況而定，會感受到不一樣的壓力**。人家經常說「無壓力」，但重點在於要知道對自己而言「無壓力」*是指什麼狀態。

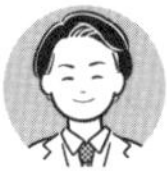

舉例來說，有人「拜託自己代班時」，有些人覺得拒絕就沒有壓力，但也有些類型的人覺得答應比較沒有壓力。

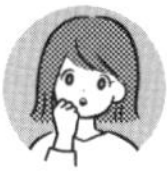

我是哪種類型呢？好難分辨啊！

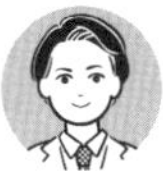

不必急著把自己套用在某個類型上，在累積許多經驗的過程中，你將會看出自己的特色和強項，找到讓自己無壓力的狀態。

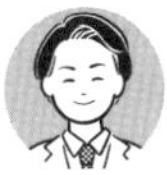

我認為，**慢慢尋找專屬自己的無壓力生活方式很重要**，而不是去模仿其他人的做法，也不要硬是配合坊間那些眾多成功法則。此外，你也不一定要靠自己決定，可以仰賴第三者的判斷。

＊對自己而言的「無壓力」

類型A：不在意別人，自己想衝就衝。
類型B：不太會在意別人，但在關鍵時刻懂得壓抑自我，配合旁人。
類型C：原則上會在意別人的眼光，但在關鍵時刻能照自己的意願行動。
類型D：無時無刻都會在意別人，全面配合。

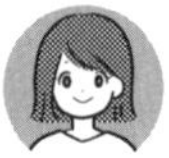

因為我還不知道自己的類型，下次又有人拜託我做事時，我會找人商量，看看有沒有人能幫忙。

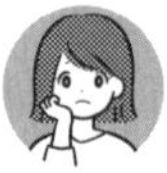

即使如此，壓力這東西還真是複雜又麻煩呢！難道我們無法過著無壓力的生活嗎？

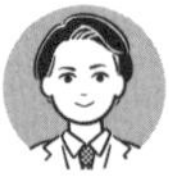

壓力不是壞事也不是敵人，只要和它好好相處，它將會成為你的好幫手。

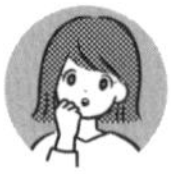

我一直覺得沒有壓力最好，有可能讓壓力變成自己的幫手嗎？

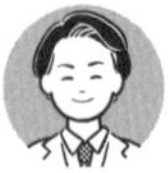

我經常聽說，原本工作很忙碌的人一辭職就突然沒了精神，甚至閉門不出。這是因為壓力急遽減少，打亂了自律神經的平衡，只有副交感神經一下子變高所導致的。為了透過工作讓自己成長，也**為了提高工作表現，壓力的刺激是不可或缺的。**

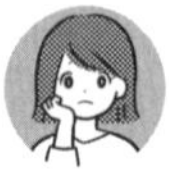

壓力的刺激不可或缺嗎？

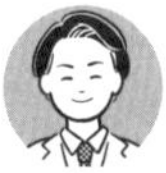

正因為壓力不可或缺，再加上逃不了，所以和它好好相處十分重要。為此，**當我感受到壓力時，我會擺正姿勢**。抬起頭，視線正視前方，挺直背脊和脖子，讓肺部在呼吸時吸入足夠的空氣。

POINT

壓力的刺激不可或缺，要擺正姿勢，和壓力好好共處。

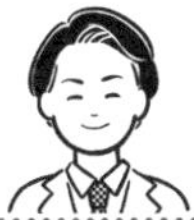

\習慣/ 擺正姿勢

維持駝背的姿勢會讓呼吸道變得狹窄，無法順暢呼吸。目前已知，擺正姿勢並且深呼吸能促進幸福激素「血清素」增加。此外，血清素有百分之九十五由腸道製造，若姿勢不良就會壓迫到內臟，使胃腸的運作變差。打直背脊能恢復胃腸運作，增加血清素，使心情平穩下來。

04 公司要我下週去出差，真沒辦法！

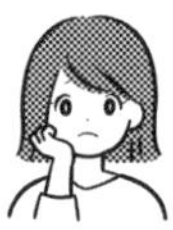

▼著急時不妨試著仰賴腸道。

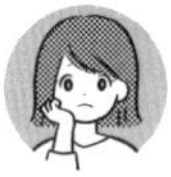

上司突然要求我下週和他一起去出差，但我手上還有工作，再加上要和客戶面談，還和朋友約好要一起聚餐，實在好猶豫要怎麼做。上司還說只有我能去，讓我很難拒絕。

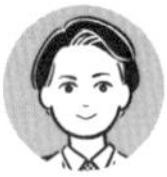

若要去出差，就得做好各種準備，包括先完成手上的工作，並且和客戶、朋友改敲時間。

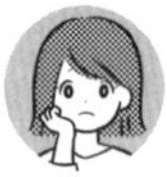

就是這樣。我想要先安排好其他事情再回覆，但上司卻要求我盡快給他答案。我覺得去出差應該能累積工作經驗，所以想去，可是一想到會給其他人添麻煩，就沒辦法馬上回覆上司，真煩惱！

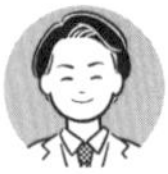

那麼，你不妨先**慢慢地做個「腸道伸展操」**吧！

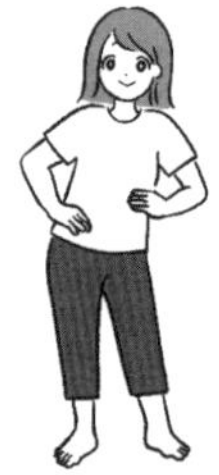

將注意力放在大腸的四個角落，像要從腹部表面抓住大腸般，用力捏住骨盆並轉動它，就能很有效率地刺激大腸和深層肌（inner muscle）。

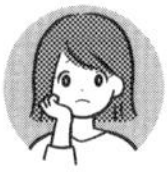

可是，我必須做的事情本來就夠多了，根本沒有時間慢慢做伸展操。要聯絡客戶詢問能否變更行程，還要做自己的工作。對了，還要聯絡朋友——

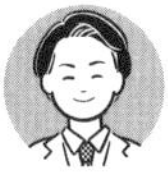

在你不得不一口氣處理許多事情，而且每件事都很著急的時候，做「腸道伸展操」最有效。腸道將會替你解決問題。

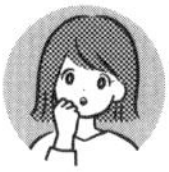

腸道會替我解決問題嗎？

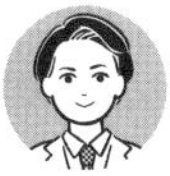

我們有時會因為緊張或不安而肚子不舒服對吧？反過來說，若腸道狀況好，血液循環就會好，使自律神經安定，紓解緊張和不安的情緒。即使只是一瞬間也好，要將注意力放在腸道狀態上，有意識地讓它好好運作。**只要一下子，就能讓只想著要忙東忙西的神經放鬆，找回平常心。**

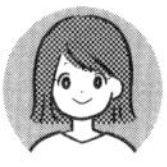

這樣啊？沒想到腸子這麼厲害！

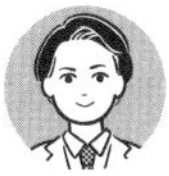

實際上，目前已知腸道環境不佳的人容易感到沮喪、不安和疲勞。腸道負責製造被稱為幸福激素的血清素，它能夠抑制

\習慣/ 腸道伸展操

①雙腳打開與肩同寬，背部打直站好，右手放在骨盆上端，左手放在肋骨下方，用力捏住。
②保持這個姿勢，沿著順時鐘方向用力轉動骨盆五至八次。
③沿著逆時鐘方向，以同樣的次數用力轉動骨盆。
④雙手的位置調換，重複上述步驟。

不安和焦慮，具有讓人變得正向積極的功效。

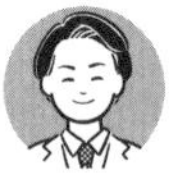

在你著急地心想必須快點回覆上司時，要是接二連三地做東做西就會引發失誤。此外，就算你心裡再怎麼要自己冷靜下來，你的心情也沒有那麼容易就能變得平穩，往往只會更慌亂而已。

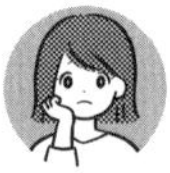

我懂。即使對自己說「別慌、別慌」，內心往往還是亂糟糟的。

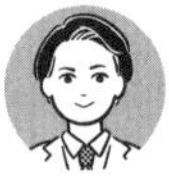

只要活著，就會一天到晚經常失去平常心，也會遇到許多意料之外的變數和狀況。這時，**仰賴腸道*比想像中更能重整自律神經**。

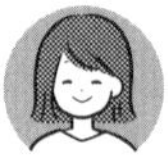

好的，我會試著做腸道伸展操，仰賴腸道來冷靜行動。

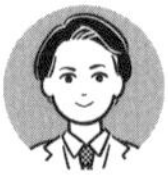

突然決定要出差的話，除了手邊的工作之外還有很多事情要考慮，包括和朋友的約定和身體狀況等，不要自己一個人逞強也很重要。遇到麻煩或焦躁時，我經常會把腸道愛聽的話掛在嘴上。

＊仰賴腸道

腸子是唯一不需要大腦下指令就能自己動作的器官。它有一億個神經細胞，它們會和大腦分開「思考」，並且將那些訊息從腸道送往大腦，所以腸道環境也會影響精神層面。近年的研究得知腸道與自律神經會相互作用，整頓（並仰賴）腸道能夠安定自律神經。

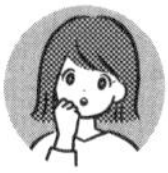

咦？什麼是腸道愛聽的話？我想知道！

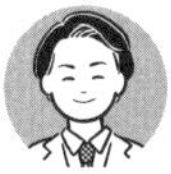

就是「Take It Easy＝放輕鬆」。這句話不僅能夠重整自律神經，還能改善腸道運作，是一句很棒的話。無論遇到什麼困難的場合，我都建議大家用「放輕鬆」來讓腸道變成自己的助力。

POINT

做腸道伸展操來轉換心情。

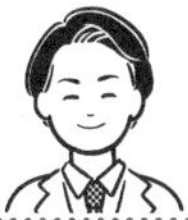

解決莫名其妙的
不安和疲倦

傍晚這樣過，重整自律神經

受邀出席聚餐，猶豫要不要參加時：

➡ **釐清目的，分辨聚餐對自己來說是否有益。**

公司要求晚點下班，多做點工作時：

➡ **要切換 ON 與 OFF。**

猶豫該不該答應替人代班時：

➡ **遵循自己的無壓力生活法。**

覺得工作變多，好辛苦的時候：

➡ **擺正姿勢，目光向前看。**

要做的事情太多，陷入混亂時：

➡ **慢慢做「腸道伸展操」。**

時間不夠用，為此著急時：

➡ **把「放輕鬆」掛在嘴上。**

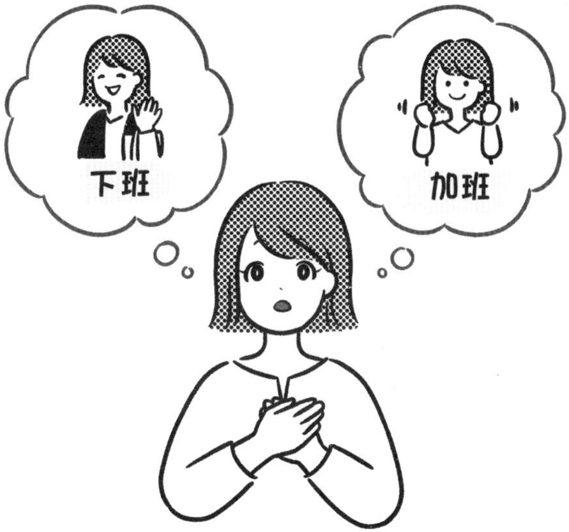
下班
加班

第6章

夜晚這樣過：不過度擔心

自律神經紊亂者的夜晚

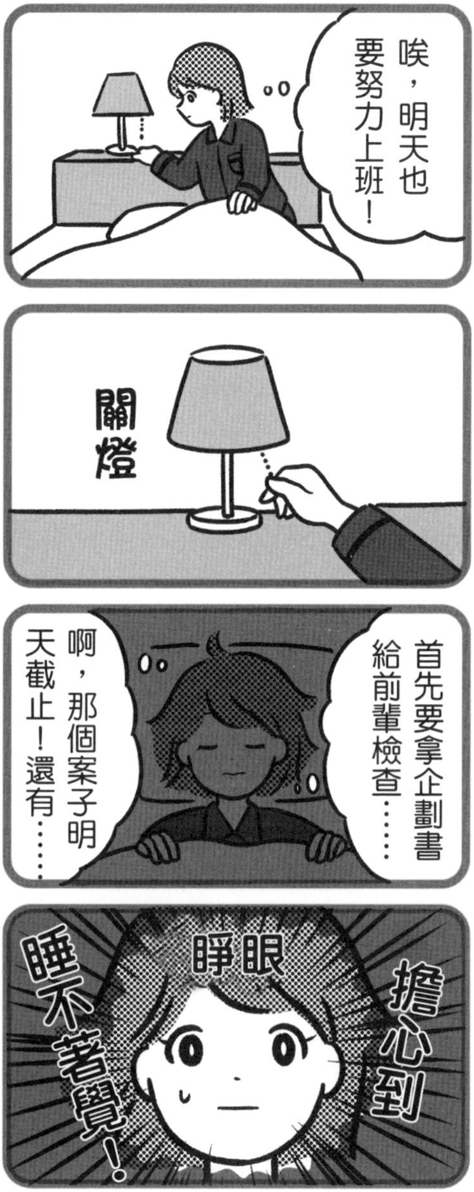
唉，明天也要努力上班！
關燈
首先要拿企劃書給前輩檢查……
啊，那個案子明天截止！還有……
睜眼
擔心到
睡不著覺！

01

別人委託的工作做不完！客戶的一句投訴好傷人！

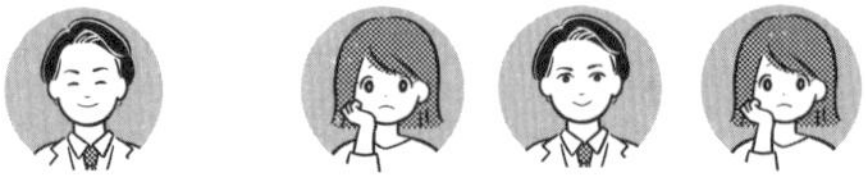

▼ **採取能切換大腦的動作和行動。**

即使走出公司下了班，我還是不覺得心情暢快，經常悶悶不樂。

在下班時轉念，心想「我今天也很努力了」，這說來簡單，但是做起來很難。

就是說啊！別人交付的工作還沒做完，簡報進行得不順利，甚至還被客戶投訴……我會像這樣想東想西，都沒辦法休息。

遇到這種情況，不妨用小跳步的方式走回家。小跳步能提高副交感神經的運作，不會再去想陰鬱的事情，能夠抑制紊亂的情緒，相當有效。

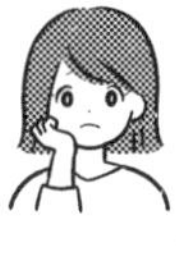

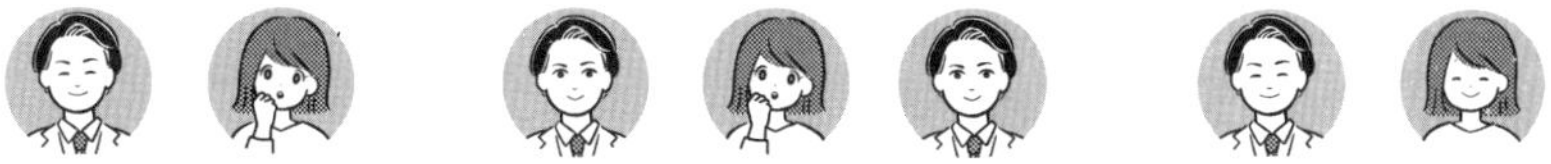

什麼？要我小跳步……回家路上有不少人經過，太丟臉了，我辦不到。

是嗎？這很有效就是了。如果不能小跳步的話，**只要靠一點小動作和行動*讓心情雀躍起來，就能夠提高交感神經的運作**。

舉例來說，與其直接回家自己一個人窩著，我更建議你**前往有人聚集的熱鬧咖啡廳**。

咦？熱鬧的咖啡廳嗎？我還以為，疲憊時最好去氣氛安靜的場所。

前往熱鬧的地方能刺激好奇心，受到感動，重振消沉的意志。我自己也是，在心情低落或很累的時候，會選擇到咖啡廳等有許多人聚集的熱鬧場所殺時間。

到熱鬧的地方刺激好奇心似乎能提高交感神經，但副交感神經的運作會因此變好嗎？

會變好喔！**來觀察人類百態也不錯**，光是看到咖啡廳裡那些開心談笑或埋頭苦思的人，就會發現有各式各樣的人存在，

＊一點小動作和行動

有許多舉止是大家以為有利轉換心情，但其實並不好。從自律神經的觀點來看，下列行為原則上並不理想。

- 和朋友聊天洩憤
- 大睡特睡
- 吃很多甜食
- 摔東西發洩
- 亂買東西
- 借酒澆愁

能夠放寬視野，發現不是只有自己一個人很辛苦。

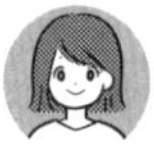

原來如此。人多的咖啡廳是嗎？我會試試看。

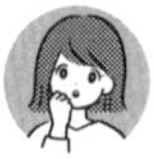

可是，頻繁上咖啡廳很花錢，而且加班後很多咖啡廳都打烊了，還有其他舉止能幫助轉念嗎？

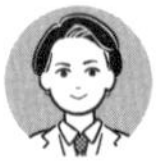

好好走路*也很重要。

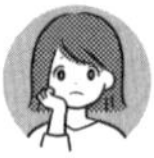

在累了一天之後走路，感覺更累人。

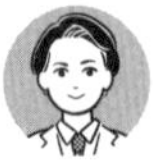

那種疲累主要是頭腦勞動所帶來的精神疲勞。長時間坐辦公桌，肌肉會僵硬，血液滯流。換句話說，是血液循環不佳讓你覺得肉體也很疲勞。

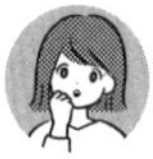

您是說，即使我覺得身體很疲勞，但其實沒這麼累嗎？

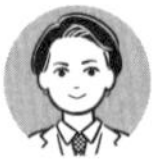

是的。坐在桌前工作的人，很可能將運動不足的精神疲勞與肉體疲勞搞混。

＊走路與自律神經的關係

到了傍晚，副交感神經取得優勢，血液循環會變好。在這時走路能擴大末梢血管，將氧氣和養分送到身體的各個角落。比起交感神經高亢的早晨，在傍晚過後走路更有效果。

POINT

跟著節奏優雅地走路。

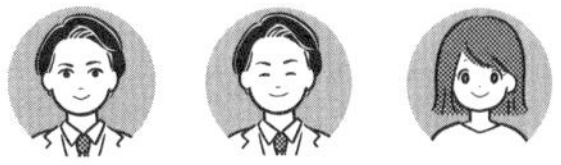

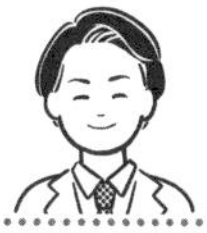

也就是說，假如在久坐的日子感到疲倦，千萬不要以為是肉體疲勞，而是要好好走路。

對。我希望大家注意**走路的姿勢**，**背部要挺直，肩膀放鬆，**並時常透過店家的玻璃櫥窗看看自己有沒有駝背。

走路時不僅要看路上的風景，還要意識到光線、風、草木、聲音和氣味，運用五感能重整自律神經的平衡。效果最好的走路方式是按照節奏走，請記住，副交感神經最喜歡有節奏的動作。

＼習慣／ 背部挺直地走路

祕訣是走路時要想像心窩下方長了一對腳，邁開大步，雙臂前後揮動，用腳跟著地是最理想的走路方式。許多人走路時手臂沒有向前擺動，只要記得將手臂向後拉，自然會前後大幅擺動。

02 下班後還要做飯、洗碗和記帳……

回到家的第一步是「重整一天的工作」。

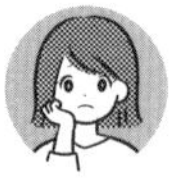

今天上班已經很累了，回到家還得做飯、收衣服和記帳才行……想到這些就好煩。

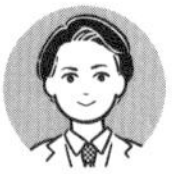

你在上班還要每天做家事和記帳，真是了不起。回到家時，**最重要的是「重整一天的工作」**。

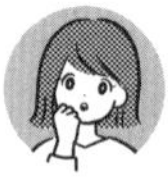

要在家裡重整一天的工作嗎？

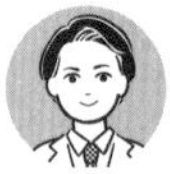

對。我回到家後會打開冰箱喝一杯礦泉水，然後回到玄關把鞋子擦乾淨，放進鞋櫃。把西裝換下來，好好收進衣櫃。接著去倒垃圾，查看信件，然後再為隔天的工作做準備。做了這一連串的事，才終於「重整」了一天的工作。

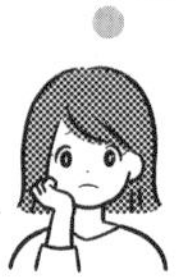

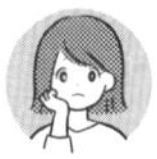

您明明已經很累了，回家後卻還是立刻做那麼多事嗎？

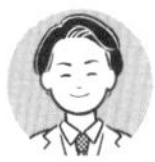

以時間來說大約三十分鐘，但做了這些重整的動作，將能獲得很大的充實感。假如你做家事和記帳能成為切換ＯＮ和ＯＦＦ的開關，我認為這是很好的習慣。

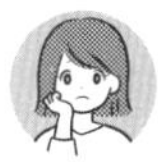

可是我覺得，真要說起來的話，身體已經很疲勞了，比起做家事或是記帳，回家後一屁股坐在沙發上喊累才能切換到ＯＦＦ。

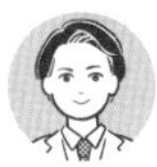

我懂你的心情，但是那樣做很難讓身心從「工作模式」切換到「私人時間模式」。即使躺在沙發上喊累，也不會減輕疲勞感*。

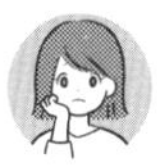

經您這麼一說，我就算躺在沙發上，還是無法消除身體懶洋洋和疲勞的感覺。

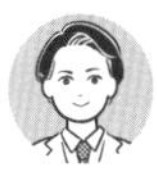

我認為沙發是休息的一大強敵。對長時間待在電腦前的上班族而言，會讓血液循環變差的沙發是不能大意的對象。若要

＊感到疲勞時的因應方法

下班後疲憊地回到家時，「總之先休息一下」的習慣會導致交感神經下降，使人進入放鬆模式的副交感神經變得活躍。在這之後，如果想要再做家事或是為明天的工作做準備，就必須再花力氣讓交感神經動起來。與其先休息不做事，先把事情做完反而比較不容易覺得累。

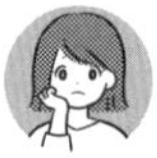

消除疲勞，與其回到家時立刻坐沙發，不如先切換到「私人時間模式」，然後上床好好睡覺，這樣子肯定好很多。這樣嗎？可是，我忙了一天回到家，老實說很想要一段可以耍廢的時間。

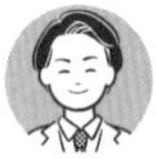

偶爾耍廢是無妨，但為了讓隔天早上起床時頭腦清晰，最好戒掉這個習慣。為了調整身體狀況，要培養讓副交感神經在夜裡保持高亢的生活習慣。我認為記帳就是個很好的習慣，讓你有一段時間能夠重新檢視自己*。

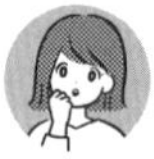

一想到要養成習慣並且每天執行，我就覺得難度好高。能不能根據疲憊的程度來決定要怎麼做呢？比如說，「在特別累的日子記帳的時候只要整理發票，改天才把支出記在帳簿上」就好？

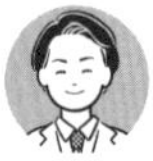

與其用勞累與否來決定，不如**抱著在固定時段內「做多少算多少」的概念**比較好。

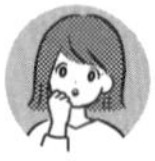

時段要固定比較好嗎？

＊要有時間重新檢視自己

回顧一天的經過有助於安定自律神經，但若你對記帳感到痛苦，就留待改天心情穩定時再做。能有效讓人重新檢視自己的事物是「回憶」，例如照片、旅行紀念品、香氣和音樂等，接觸這些能在一瞬間讓你想起過去的感受。若你有令人開心或感到懷念的事物，它們將能有效保養你的精神面。

POINT

事先決定好度過「私人時間模式」的時段。

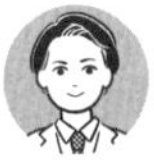

為了重整自律神經，**切分時段**並過著規律的生活非常重要。我以前回到家後總是馬上打開電視，就這樣沒完沒了地看下去，但自從我察覺這樣做會打亂自律神經，便事先決定要在什麼時段待在電視機前。為了將「私人時間模式」過得有意義，我建議大家對於**自己的嗜好也安排固定的時段**。若結束時間已經決定好，相對地就能更加專注，也過得更充實。

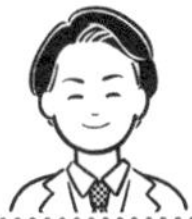

＼習慣／ 切分時段

大家不需要嚴格劃分時段，更不必用碼表來監測時間，否則只會讓內心更慌亂，切分時段只要有個大概就好。閒暇時可以看書或看電視兩至三小時，但事先決定大概什麼時候結束最重要。

03 我身體不舒服請假，給別人添了麻煩，而且工作還堆積如山，怎麼辦？

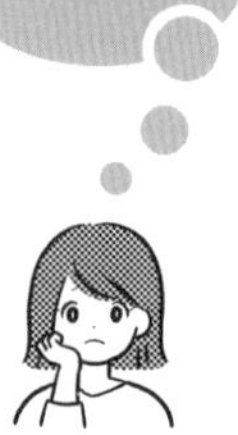

以「取代模式」而非「插入模式」過生活。

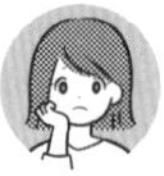

前陣子我重感冒請病假，雖然很快就退燒，隔天就能上班了，但因為我請病假的關係，行程整個大亂，工作也堆積如山，很傷腦筋。

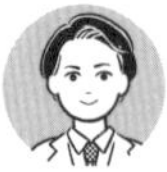

發生意料之外的變數總會令人亂了陣腳。你這次感冒請病假或許不在預測內，但無論是誰都會感冒。在心中設想到更多意外*狀況是個不讓自律神經被打亂的祕訣，請你學著做好「說不定會感冒」的心理準備。

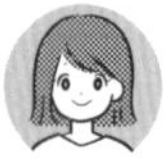

我切身體會到，人有時候就是會突然搞壞身體而不得不請假。今後，感冒會成為我設想內的事。

＊設想到更多意外狀況

那些必須時時保持平常心的超一流運動員從平時就會設想到各式各樣的情境，好讓自己在任何狀態下都不慌不忙。每個人都會遇到不在料想中的變數，只要養成想像各種狀況並事先訓練的習慣，就能冷靜對應。

唉！即使如此，還是得早點把堆積如山的工作做完才行。

你現在慌慌張張也沒有用。先決條件是你要先將身體狀況調養到萬無一失，工作的事和行程先由公司調整再來做也不遲。

是這樣沒錯，但我就是莫名在意。

抱著定不下來的心度過夜晚不是好事喔！為了防止這一點，**太陽下山之後，就要以「取代模式」而非「插入模式」來度過**。

取代模式……這個我在電腦文書編輯軟體上看過，採用「取代模式」是什麼意思呢？

就和電腦一樣。在電腦上輸入文字的時候通常是在插入模式，但是也有能夠取代文字的模式，就是要以這種概念來過生活。

也就是說，要從插入模式變換成取代模式對吧？不過，為什麼是取代模式呢？

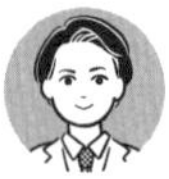

到了晚上，各種憂心的事和壓力會化為情緒接連湧現，不僅對當天發生的事情感到後悔或反省，假如還有不在預料中的意外，更會感到不安和慌亂。這樣一來，內心就會騷亂，交感神經的運作變得高亢。

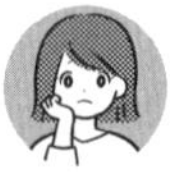

的確，我也覺得晚上比白天更常在想擔心、反省和後悔的事。

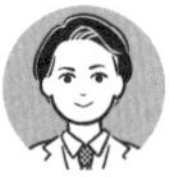

若以插入模式度過夜晚，那些負面情緒不僅會殘留很久，還會讓你更加胡思亂想，大大擾亂自律神經的平衡。

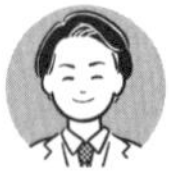

假如在憂心和後悔等負面情緒湧上時換成取代模式，就能夠用「沒問題」、「明天一定會順利」或「勤勉地做下去吧」等正面情緒來覆寫它們。**自己能夠掌握的既不是過去也不是未來，只有讓「現在」的身體狀況保持萬全而已。**請用取代模式過生活，將注意力放在當下。

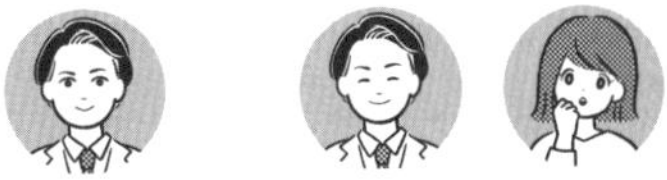

可是，負面情緒湧上時，我往往再怎麼樣都很難想到正面的話語。有什麼方法能夠轉換成取代模式嗎？

在一天結束時寫短短三行的日記，寫下現在最擔心或壓力最大的事，能夠有效替心靈排毒。

在日記的開頭，將當天最討厭的事情寫成短短一行，接著再寫下今天最開心的一件事，最後寫下明天的目標。細心且慢慢地寫日記是最大的要點，透過書寫文字來將壓力和煩心事可視化，就能客觀地看待它們，之後再寫下正面的事項，就能減輕壓力和煩惱。

POINT

書寫三行日記，減輕壓力和煩惱。

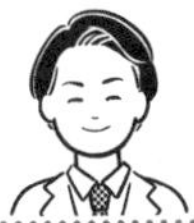

\習慣/ 書寫短短三行的日記

之所以在開頭寫下討厭和難受的事情，是為了掌握自己對什麼事情感受到壓力。接著，寫下好事是為了透過「取代」來轉換心情。最後寫下明天的目標，將目光放在未來，在神清氣爽的狀態下結束這一天。寫日記的祕訣在於用手寫而非以手機打字，以及不偽裝自己的心情。

04 上司傳訊息給我，該不該馬上回覆？

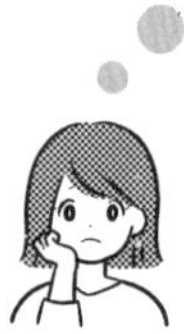

▼小心「黑刺激」，花心思增加「白刺激」。

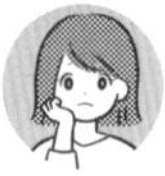

在我想去洗澡時，上司傳訊息給我，內容是「明天的簡報就拜託你了」。雖然那並不是什麼急事，但這位上司很照顧我，我經常很猶豫到底該不該馬上回覆。

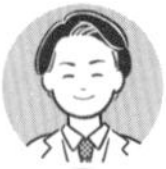

很抱歉，如果是我的話，我會將那通訊息視為「黑刺激」，而且不回覆。工作久了之後，就能判斷什麼樣的狀況是否緊急，那通訊息不僅不緊急，而且還是你在家放鬆時傳來的，可以視為「黑刺激」。

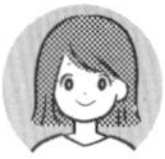

您說的「黑刺激」是什麼？

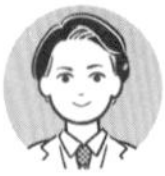

這是我自己命名的，**那些會提高交感神經運作且令人不快的**

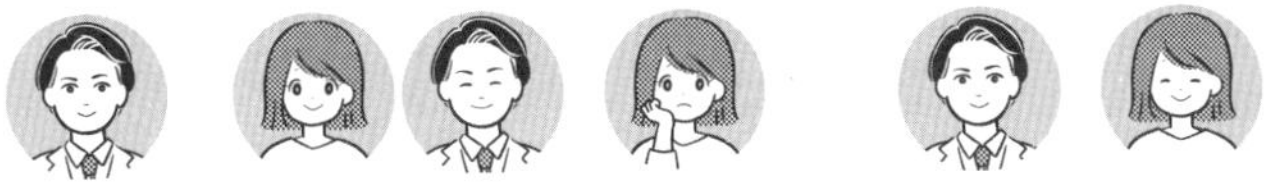

刺激，我稱之為「黑刺激」。讓副交感神經的運作取得優勢的刺激則是「白刺激」，我總是會區分眼前的刺激對自己是否有意義*。

原來如此，也就是做個清楚的區分。「黑刺激」和「白刺激」真是簡單易懂的命名。

尤其是在副交感神經逐漸高亢的夜晚，我會盡可能避開「黑刺激」。若訊息內容不是什麼迫在眉睫或必須緊急處理的事情，只要看一眼就夠了。

但我會忍不住猜想，隔天上司搞不好會問我「你昨天為什麼沒有回覆」……

只不過是沒回覆就來質問，這種上司最好避開。不是不理他，而是隔天再當面回覆就好。

說得也是，我隔天會再當面回覆他。

人際關係占了壓力來源的一大部分，只要使用通訊軟體，二十四小時都能隨時隨地聯絡別人。**為了保護自己不受「黑刺**

＊有意義的刺激

從工作模式切換到私人時間模式之後，請以「為自己著想」為第一優先。即使用自我中心的方式度過夜晚，別人也無權置喙，不要怕會惹人討厭。

激」，到了夜裡要刻意和別人保持適當的距離。

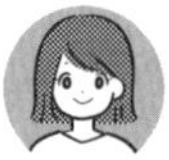

好的。順便一問，「白刺激」有哪些呢？

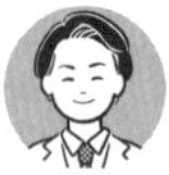

以我自己為例，我會在平板電腦或手機裡存放網路上找到的純白秋田犬小狗圖片。看到牠們圓滾滾的模樣和純真無邪的表情，心情就會瞬間緩和。

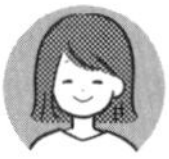

秋田犬的小狗圖片嗎？感覺真的很療癒耶！

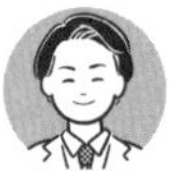

我建議大家欣賞光是看了就會自然綻放笑容的圖片，這樣做能抑制過於亢奮的交感神經，提高副交感神經的運作，眺望能讓心靜下來的風景也具有減輕壓力的功效。此外，我很愛看電視劇，如果有喜歡的連續劇，就會排開所有行程直接回家，雖然快完結時心情會有點陰鬱就是了。

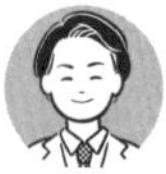

即使只是小小樂趣或小確幸也無妨，大家最好擁有好幾種自己專屬的放鬆法。活用視覺、嗅覺、聽覺、觸覺與味覺等五感來療癒自己，能把副交感神經的運作拉得更高。

POINT

聆聽喜愛的音樂或閱讀來放鬆。

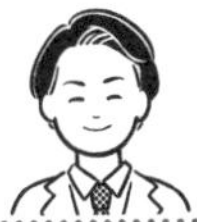

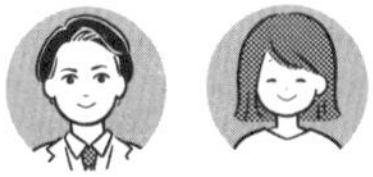

欣賞會讓自己微笑的圖片或是看連續劇，即使是這種小事也就夠了。**聽音樂**或閱讀書籍感覺也不錯。

那當然了，讓腦覺得舒服最重要。這時不妨點個芳香精油，藉此增添香味。薰衣草的香氣具有放鬆效果，能增加促進睡眠的α波。在日本植物中，杉木和扁柏的香味具有鎮靜交感神經的功效。聞一聞能療癒自己的香氣，藉此遠離「黑刺激」，夜裡便能更加熟睡。

\習慣/ 聽音樂

聆聽喜歡的音樂能鎮靜心情。在最近的研究中得知，將 DO 音的頻率設定在 528 赫茲，用這種音階創作的音樂能夠重整自律神經。這種 528 赫茲音樂在串流平台上也有，大家不妨聽聽看。

05 我在社群網站上看到朋友每天都過得很充實，而我什麼都沒做。

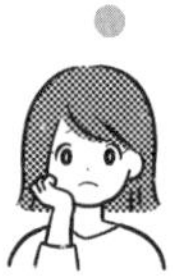

睡前不瀏覽社群網站。看到貼文時，想像拍攝者處於什麼狀態。

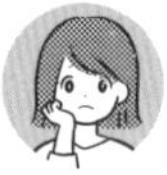

我瀏覽朋友的Instagram，對方在下班後做瑜伽或豪華露營，每天都過得很快樂的樣子。相較之下，我真是……

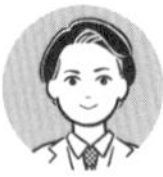

在社群網站上，除了無關緊要的日常之外，還有許多炫耀現實生活很充實的貼文。發文者可能是為了滿足自我顯示欲或是想尋求肯定，而看到貼文的人則是會拿自己和對方比較，莫名感到焦慮、自卑、嫉妒或心情低落。當這種惡性循環繼續下去，自律神經就會亂掉。

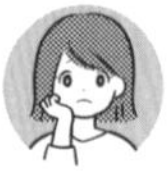

就是說啊！即使明知他是為了滿足自我顯示欲和尋求肯定才發文，但我還是忍不住拿自己和他比較。

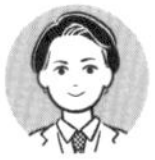

明知跟別人比較沒有意義，卻還是忍不住如此，這就是人性。人就是這樣的生物，無可奈何。假如你瀏覽社群網站的時候，**腦中閃過自己比不上對方的念頭，請你一定要意識到自己現在正在和人比較**。

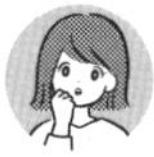

咦？要刻意去想「和別人比較」這件事嗎？

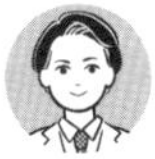

當你對這件事有自覺，就能更客觀地看待事物，防止和人比較*所產生的自卑感擴大。你不妨試著想像，拍那些照片或影片的人當下是什麼狀態。

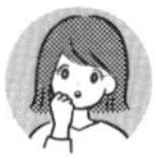

不去想像照片中的地點，而是拍攝者嗎？

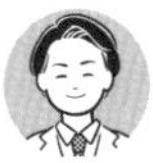

對。其實我自己也在玩Instagram，會上傳路邊花朵、風景、天空、水面或樹木的照片，再加上一句「重整自律神經」並發表。雖然網友留言「好漂亮」、「心被淨化了」，但其實拍攝者本人經常是慌慌張張地拿起手機，甚至趴在地面上拍攝。

＊和人比較時的因應方法

從工作模式切換到私人時間模式之後，請以「為自己著想」為第一優先。即使用自我中心的方式度過夜晚，別人也無權置喙，不要怕會惹人討厭。

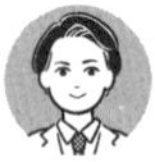

如果你想像拍攝者是什麼狀態，就會覺得這個人「可能過得比你想像中更忙亂」，或是「在拍照時擺出相當辛苦的姿勢」，這樣想會讓心情輕鬆一些。

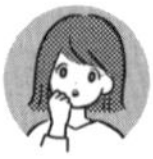

以自拍來說，當事人或許是拚命伸長了手才勉強拍到。就連那些看起來很美的照片，說不定也是費了許多努力才拍出來的。當我腦海中想像那個畫面……

的確會覺得那個人顯得很可愛。原來還有這種生活方式啊！我也想要發掘某些樂趣了。

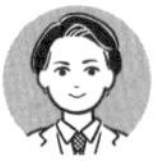

社群網站是很方便的工具，但是請你隨時都要記住，它很可能會大大打亂自律神經。進入放鬆模式的夜晚*更要特別注意，**睡前盡量不要瀏覽社群網站**。

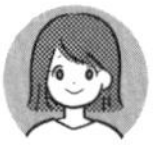

看樣子，先決定好「睡前不要看」會比較好啊！

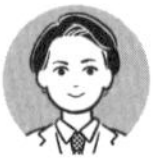

此外，當你覺得「自己比不上別人時」，那是一種精神上的

＊晚上要小心

目前已知社群網站的內容不僅會打亂心情，手機和電腦所散發的藍光更是一種強烈的刺激，會使有助入睡的「褪黑激素」減少。請抱著如果別人有急事應該會打電話的想法，在睡前三個小時內最好不要滑手機和看電腦，更別說躺在床上看社群網站了。

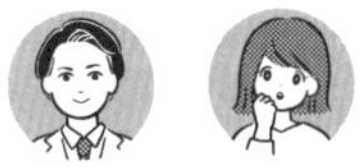

疲乏，是自律神經紊亂的訊號，所以隔天早上要提早三十分鐘起床。

為什麼非得提早三十分鐘起床呢？明明已經很累了，這樣只會縮短睡眠時間而已。

為了比平常提早三十分鐘起床而削減睡眠時間是沒有意義的。當你察覺自己想和別人比較時，最好快點睡覺。既然決定要提早三十分鐘起床，就會意識到要早睡。若有了充足的睡眠並在早上睡到自然醒，代表自律神經處於平衡的狀態。這段時間可以用來慢慢吃早餐，或是提早進辦公室工作也可以。這段游刃有餘的時間，將保證你能度過拿出穩定工作表現的一天。

POINT

疲憊時，提早三十分鐘起床吧！

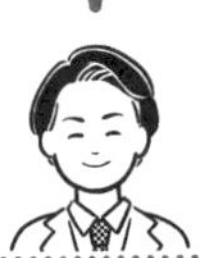

06

我好擔心自己的將來，再這樣下去真的沒問題嗎？

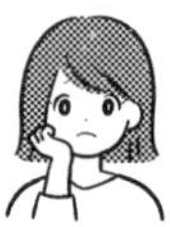

▼「喜歡最真實的自己」能讓一切好轉。

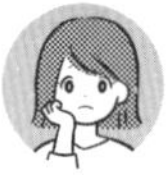

我不擅長和人往來，也不是很快就能學會工作的類型，一想像未來的自己就好憂心。

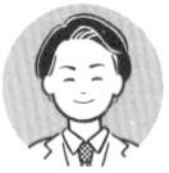

無論是誰，人生都不可能事事如意。雖然想太多無濟於事，不過會煩惱的時候也只有現在了。我認為，考慮到未來並且趁現在開始準備相當重要。

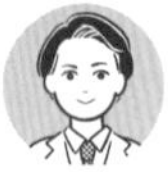

自律神經的功能在十多歲時是最巔峰，從此以後就會走下坡。二十多歲時，自律神經即使多少有些紊亂，副交感神經也能迅速幫忙恢復，但是以女性來說，副交感神經的運作大約從四十幾歲就會急速衰退。

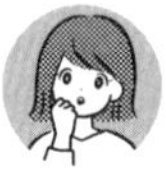

咦？是這樣嗎？四十幾歲這區間，不正好是當上主管，開始肩負許多責任的年齡嗎？我光是想像，就更加不安了。

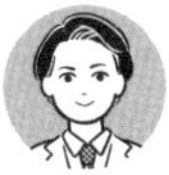

現代是個會讓交感神經動不動就高亢的壓力社會。**最好從二十多歲起就養成好幾個能夠提高副交感神經並保護自己的習慣**。

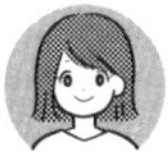

若能未雨綢繆，先養成能保護自己的習慣，感覺不安的情緒會減輕。重點果然還是要和壓力和平相處嗎？

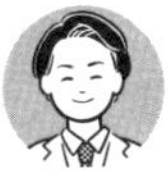

那當然也很重要，不過**最重要的還是「愛自己」**。

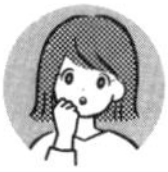

您是說，要為了「愛自己」而改變自己嗎？

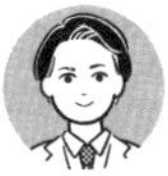

你不必改變自己。對於「不擅長和人交往」、「無法很快學會工作」的自己，你只要接納自己最真實的模樣*，並且愛自己就好。

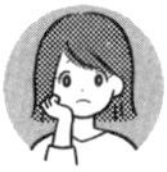

咦？我可以去愛那樣的自己嗎？

＊接受最真實的自己

每個人都有「自我認知」（自我形象），例如和誰都能聊得來、身材矮小、不擅長在人前說話、很愛吃等等。不必硬要改變或學習新事物，而是要更新現在的自我認知。

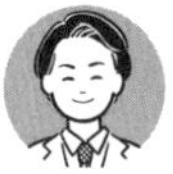

抱著「這樣的我也很好」的態度，打從心底肯定最原本的自己，正面積極地看待自己，幸福感自然會增加，湧現感謝自己正活在這裡的心情。這樣一來，你就會體悟到人不是「自主活」，而是「賴活」。

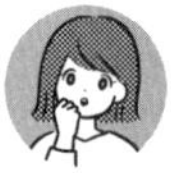

「自主活」和「賴活」有什麼不同呢？

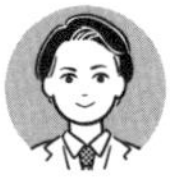

自己之所以有現在，是仰賴父母、恩師、朋友和前輩，以及豐富的大自然與糧食等正面要素，沒有遇到戰爭、天災和疾病等負面要素。你將會產生這樣的觀念。

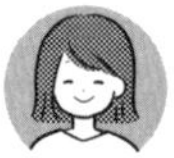

也就是懂得自己是拜許多人和環境之賜才得以活著。

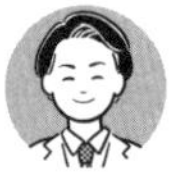

當你將注意力放在幸福和感恩上時，呼吸自然會變深變穩，內心也游刃有餘，讓你得以友善待人，對別人產生同理心，還能重整自律神經。

學會愛自己，將會進入正面循環呢！我會記住的。

POINT

悠閒地浸泡在微溫的水中。

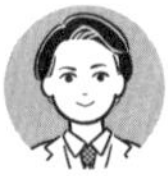

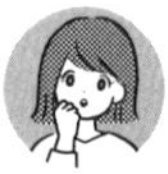

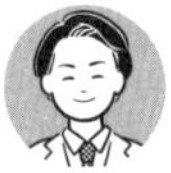

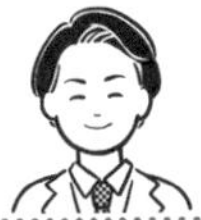

到了晚上，人往往會情緒高漲，想著未來的事情而突然陷入不安。這種「邪念」要靠身邊的能量景點來祛除。

有什麼能量景點就近在身邊嗎？

那就是**浴室。入浴能排出腦海中累積的煩惱和不安，並且重整心情。**副交感神經特別喜歡三十八度至四十度的熱水。有些人太忙碌，只有沖澡而已，但只要泡在微溫的熱水中就能沖洗掉「邪念」，帶著神清氣爽的心上床睡覺。

＼習慣／ 提高睡眠品質的入浴法

- 熱水的溫度調到三十八度至四十度
- 洗澡時間為十五分鐘
- 在就寢前三小時洗澡
- 脖子以下浸泡五分鐘，之後再花十分鐘洗半身浴

透過洗澡將深層體溫提高到三十九至三十九．五度，當體溫慢慢下降時就能順利入睡。

重點在於要洗得舒服。四十二度以上的熱水反而會提高交感神經的運作，請留意。

解決莫名其妙的
不安和疲倦

夜晚這樣過，重整自律神經

明明下班了，卻不暢快時：

➡ **小跳步前往熱鬧的場所。**

想起討厭的事，心情不愉快時：

➡ **打直背部，有節奏地走路。**

回到家卻絲毫無法消除疲勞時：

➡ **安排一段三十分鐘的重整時間。**

回顧失敗，為此反省或後悔時：

➡ **以「取代模式」度過。**

很擔心明天的工作，靜不下心時：

➡ **寫短短三行的日記。**

厭倦電子郵件或 LINE 訊息時：

➡ **欣賞療癒的圖片或風景。**

看別人的社群貼文，感到自卑時：

➡ **想像拍攝者的狀態。**

對將來感到憂心時：

➡ **要去愛最真實的自己。**

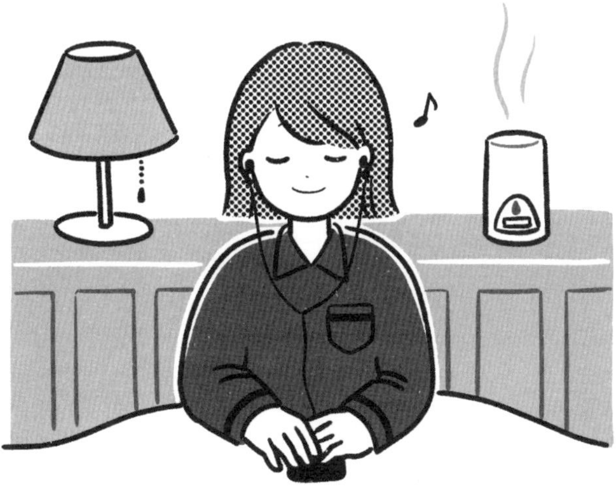

後記

資訊科技豐富了我們的生活，無論身處何時何地，我們都暴露在大量資訊浪潮中，被要求和人連結。

這個社會從很久以前就被說是壓力社會，如今科技急遽進步，時代以令人眩目的速度持續變化，再也沒有其他時代的壓力比現在更膨大。此外，名叫新冠肺炎的「怪物」還讓我們的心充滿不安。

人們對未來的不安正在蔓延中。

今後工作會變得如何？生活所需的收入還足夠嗎？

不安會打亂自律神經的平衡，使人失去平常心，並且切切實實地侵蝕我們的身心，導致疾病。

本書中反覆提到，能有效找回自律神經的安定，並提高工作表現的方法，就是時時傾聽自己身心所發出的「微小訊號」。

無論如何，請你先暫停一下，將手放在胸前思考。

慢慢地呼吸，然後自問自答。
擺正姿勢，試著俯瞰自己。
偶爾抱著無所謂的心情，抬頭看天空。
然後，去接受身心所透露的訊息。

光是如此，就能緩和高亢的交感神經，提高能讓人客觀看待事物的副交感神經，結果便是心跳速度會變得和緩，血液循環改善，腦部變得活躍，能夠做出精準的判斷。

從今以後，仍然時時都會發生讓自律神經失去安定或攪亂平常心的狀況，即使說這種情況會連續發生也不為過。為了冷靜因應各式各樣的狀況和變化，請大家務必參考這本書。

由衷感謝各位讀者閱讀到最後。

筆者

TITLE

上班不焦慮！自律神經調理哲學

STAFF

出版	瑞昇文化事業股份有限公司
作者	小林弘幸
譯者	伊之文
創辦人 / 董事長	駱東墻
CEO / 行銷	陳冠偉
總編輯	郭湘齡
文字主編	張聿雯
美術主編	朱哲宏
校對編輯	于忠勤
國際版權	駱念德　張聿雯
排版	曾兆珩
製版	印研科技有限公司
印刷	龍岡數位文化股份有限公司 紘億彩色印刷有限公司
法律顧問	立勤國際法律事務所　黃沛聲律師
戶名	瑞昇文化事業股份有限公司
劃撥帳號	19598343
地址	新北市中和區景平路464巷2弄1-4號
電話	(02)2945-3191
傳真	(02)2945-3190
網址	www.rising-books.com.tw
Mail	deepblue@rising-books.com.tw
初版日期	2025年5月
定價	NT$380 ／ HK$119

ORIGINAL JAPANESE EDITION STAFF

編集協力	山内 太
カバー・本文イラスト	るるん
本文デザイン	志岐デザイン事務所 (秋元 真菜美)
D T P	一企画

國家圖書館出版品預行編目資料

上班不焦慮!自律神經調理哲學 / 小林弘幸作 ; 伊之文譯. -- 初版. -- 新北市 : 瑞昇文化事業股份有限公司, 2025.05
176面 ; 14.8x21公分
ISBN 978-986-401-825-3(平裝)

1.CST: 自主神經系統疾病 2.CST: 健康法

415.943　　114004931